MALADIES ET HYGIÈNE

DES

ORGANES

DE LA VOIX.

IMPRIMERIE DE MOQUET , ET COMP.

RUE DE LA HARPE , 90.

TRAITÉ

DES

MALADIES ET DE L'HYGIÈNE

DES ORGANES DE

LA VOIX,

PAR COLOMBAT, DE L'ISÈRE,

Chevalier de l'ordre royal de la Légion-d'Honneur, docteur en médecine et fondateur de l'institut orthophonique de Paris, pour le traitement de tous les vices de la parole et les maladies de la voix, lauréat de l'académie des sciences, vice-président de la classe des sciences physiques, etc., de l'institut historique de France, membre de la société anatomique de Paris, de celle des sciences de Strasbourg, du cercle chirurgical de Montpellier, de la société médico-chirurgicale de Lyon, etc., etc.

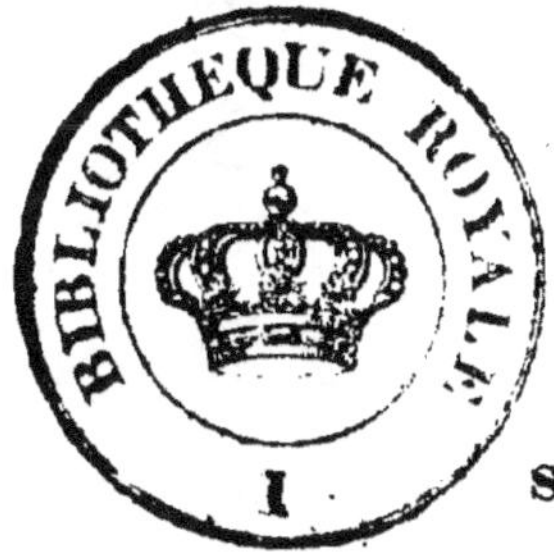

AVEC PLANCHES.

Morbos non eloquentia, sed remediis curari.

A Corn. Celsi, de med. lib. I.

SECONDE ÉDITION.

A PARIS,

CHEZ MANSUT FILS, LIBRAIRE-ÉDITEUR,

Rue des Mathurins Saint-Jacques, n. 17.

ET CHEZ L'AUTEUR,

A l'Institut orthophonique pour le traitement du bégaiement et de tous les vices de la parole et de la voix.

Rue du Cherche-Midi, 91, faubourg Saint-Germain.

—

1838

Institut de France.

ACADÉMIE ROYALE DES SCIENCES.

Séance publique du lundi 18 novembre 1833.

PRIX DE MÉDECINE.

Fondé par M. Monthyon, en faveur de ceux qui auront perfectionné l'art de guérir.

Extrait du Programme.

L'Académie a décidé qu'il serait accordé cette année :

UN PRIX DE 5,000 FRANCS,

A M. Colombat de l'Isère, pour les travaux qu'il a publiés sur le mécanisme de la prononciation, et pour les succès qu'il a obtenus dans le traitement des vices de la parole, et en particulier du bégaiement.

ACADÉMIE ROYALE DE MÉDECINE.

Conclusions d'un rapport fait à l'Académie royale de médecine de Paris, au nom d'une commission composée de MM. *Itard, Marc, Esquirol* et *Hervez de Chégoin.*

M. *Itard* termine ainsi son rapport : « *La combinaison des* » *moyens curatifs de M. Colombat est tellement avantageuse,* » *qu'elle amène les résultats les plus prompts et les plus nets* » *qu'on ait obtenus jusqu'à présent.* » Le savant rapporteur déclare » en outre, au nom de la commission, « *que la méthode curative* » *du bégaiement, et l'ouvrage dont M. Colombat est l'auteur, mé-* » *ritent l'approbation de l'Académie, ainsi que ses remerciements* » *pour les communications franches et sans réserve qu'il lui en a* » *faites ; que sous ces deux rapports il a acquis un double titre* » *aux suffrages de la compagnie, à qui la commission propose d'ins-* » *crire M. Colombat parmi les candidats aux premières places va-* » *cantes de membres adjoints de l'Académie.*

Ces conclusions ont été adoptées à l'unanimité.

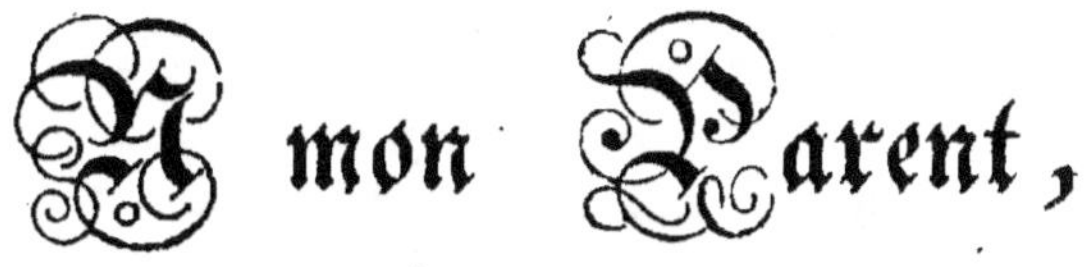

M. LOUIS CORDIER,

Commandeur de la Légion - d'Honneur, membre de l'Académie des sciences de l'Institut de France, inspecteur général des mines, maître des requêtes au conseil d'état; professeur de géologie et administrateur au muséum d'histoire naturelle, etc., etc.,etc.

Faible gage de mon sincère attachement et témoignage public de mon respect et de ma vive gratitude.

MARC ·COLOMBAT DE L'ISÈRE.

ERRATA.

Page 62, *au lieu de :* peut être combattue, *lisez :* ne peut être combattue.

Page 72, à la dernière ligne, *au lieu de :* sans avoir de le comparer, *lisez :* sans avoir besoin de le comparer.

Page 229, *au lieu de :* moins considérable de la trachée. Lorsqu'après la guérison, *lisez :* moins considérable de la trachée, lorsqu'après, etc.

Page 240, *au lieu de :* la cautérisation du col utérin. Les bains, etc., *lisez :* la cautérisation du col utérin, les bains, etc.

Même page, une ligne plus loin, *au lieu de :* les injections vaginales et celles occasionées, *lisez :* les injections vaginales, etc. Celles occasionées.

Page 271, *au lieu de :* vers le bassin de l'utérus, *lisez :* vers le bassin et l'utérus.

Page 346, *au lieu de :* la luette très procidente, rouge et comme desséchée, *lisez :* la luette offrait un état de prolapsus très marqué.

Page 348, ligne 18 : *au lieu de :* symphitaque, *lisez :* sympathique.

Page 375, *au lieu de :* constater un des succès, *lisez :* constater un des insuccès.

Page 392, *au lieu de :* krise-pierre, *lisez :* brise-pierre.

Imprimerie de **MOQUET** et **COMPAGNIE,**
RUE DE LA HARPE, 90.

INTRODUCTION.

Si le sanctuaire de la science est ouvert à tous les hommes, la nature ne révèle pas ses secrets à tous ceux qui l'interrogent; souvent nous nous croyons initiés dans ses mystères, lorsqu'à peine nous avons franchi les portiques de son temple : le génie même, qui seul a le droit d'y pénétrer, ne peut soulever qu'imparfaitement le voile épais de la vérité.

Dans notre siècle si célèbre en découvertes utiles et si fécond en recherches scientifiques, on ignore encore la nature et la cause d'une foule de phénomènes qui cependant nous sont connus, comme des faits incontestables.

Sans doute que dans des temps plus ou moins éloignés, l'ignorance des hommes sera moins grande à cet égard et que des découvertes plus frappantes et plus admirables, en reculant les bornes de la science, viendront agrandir de beaucoup le domaine déjà si vaste des connaissances humaines. Alors une foule de secrets qui sont encore cachés pour nous, seront connus par nos descendans, et quelque longue que soit la série des générations, la dernière trouvera toujours matière à des recherches utiles.

Dans les sciences exactes, où l'esprit n'opère que par une méthode rigoureuse, les systèmes ne sauraient établir leur empire; tandis qu'ils naissent spontanément dans la médecine qui est une science de faits dont les causes premières échappent presque toujours à l'investigation et à la sagacité de l'observateur le plus habile.

Quoiqu'on ait publié plusieurs traités spéciaux sur les maladies de chaque organe en particulier, il nous manque encore une monographie complète des fonctions et des maladies des organes vocaux, qui cependant par leur importance méritaient peut-être plus que tous les autres de fixer l'attention des médecins. C'est pénétré de cette idée, et pour remplir une lacune inconcevable, que je me suis livré spécialement à l'étude des maladies de la voix et que j'ai cherché, en les analysant mieux, à acquérir une connaissance plus exacte de leurs causes, de leurs effets, et du traitement médico-chirurgical qui leur convient.

Malgré les conquêtes nombreuses qu'ont faites de nos jours la médecine et la physiologie modernes, il y a beaucoup à dire, beaucoup à faire, et il reste encore une belle tâche à remplir.

L'étude de la voix sous le triple rapport de la physiologie, de la pathologie et de la thérapeutique, constitue selon moi une branche importante de la médecine dont l'ensemble fait une science particulière à qui j'ai donné le nom de *phonologie* (1). Je préviens donc mes lecteurs que c'est ainsi que je désignerai l'étude générale des organes vocaux.

Les médecins de toutes les époques ont toujours été partagés en deux classes; ceux qui appartiennent à la première guérissent rarement, mais en revanche plutôt enflés que nourris de la science, ils font de belles dissertations, et développent habilement toutes les théories et tous les systèmes. Les médecins de la seconde classe dissertent peu, mais guérissent souvent; plus humbles dans leur ambition et forts de leur expérience, ils

______

(1) Du grec φωνη *voix*, et λογος *traité*.

(13)

marchent d'un pas lent, mais certain, sans
vouloir ériger leurs opinions en aphorismes
et leurs conseils en décrets; le langage scien-
tifique leur est même quelquefois étranger,
et le premier but vers lequel ils tendent
consiste plutôt à soulager l'humanité souf-
frante, qu'à acquérir une gloire purement lit-
téraire.

C'est dans les rangs de cette dernière classe
de médecins que j'ai toujours cherché à me
placer, parce qu'en parcourant la carrière la
moins brillante, mais la plus utile, j'ai cru
mieux atteindre le vrai but de la médecine
dont les anciens trouvèrent l'origine dans les
cieux, et dont les bienfaits touchans sou-
lagent les douleurs qu'on éprouve sur la
terre.

Dans cet espoir, et encouragé d'ailleurs par
d'honorables suffrages (1), j'ai fondé à Paris

____

(1) Voyez en tête de cet ouvrage le rapport fait à l'acadé-

un établissement spécial pour le traitement des vices de la parole et des maladies de la voix. Des succès plus nombreux et plus satisfaisans que je n'osais d'abord l'espérer, sont venus couronner mes efforts, et j'ai pu ajouter au bonheur d'avoir guéri plus de cinq cents personnes, la gloire de voir mon nom inscrit parmi ceux des lauréats de l'académie des sciences (1).

Comme médecin fondateur et directeur de de l'institut orthophonique, j'ai été mieux placé que tout autre pour faire des recherches sur tous les vices de la prononciation et sur la physiologie pratique des organes vocaux, et mes travaux rendus publics par tous

---

mie de Médecine en 1830, par M. *Itard*, rapporteur d'une commission dont il faisait partie avec MM. *Marc*, *Esquirol* et *Hervez de Chégoin*.

(1) L'académie des Sciences m'a décerné un prix de 5,000 francs dans sa séance publique, le 18 novembre 1833.

les journaux scientifiques, et par la publi-
cation de plusieurs mémoires et d'un ouvrage
traduit en plusieurs langues, m'ont assigné
une sorte de spécialité qui m'a fourni de fréquentes occasions d'étudier la pathologie et
la thérapeutique des affections du gosier qui
altèrent la voix, ou qui rendent souvent son
émission impossible.

La position favorable et peut-être unique
où je me trouve depuis plusieurs années, m'a
permis de pouvoir employer toutes les
méthodes curatives, et d'en constater les
avantages et les inconvéniens. Je regarde
donc comme un devoir que j'ai à remplir, de
signaler avec candeur et impartialité le résultat pratique de mes observations, sans oublier celles des autres médecins qui comme
moi se sont plus spécialement occupés du
même sujet. Parmi ces derniers, je range en
première ligne mon confrère le docteur

Bennati, qu'une mort aussi affreuse qu'imprévue vient d'enlever si jeune à ses nombreux amis, à la science et à l'humanité.

Le but de cet ouvrage étant moins la physiologie de la voix que le traitement des maladies qui affectent cet organe, j'exposerai avec de longs détails tous les symptômes de ces affections et les moyens thérapeutiques qui m'ont le plus souvent réussi. J'indiquerai également les opérations qu'il est souvent utile de pratiquer, et avant de donner la description des procédés opératoires que j'ai imaginés, je ferai connaître ceux des autres; afin qu'on puisse les comparer avec les miens et juger impartialement ceux qui méritent la préférence.

Je ferai précéder mon travail de quelques détails rapides sur l'anatomie des organes vocaux, en passant légèrement sur tout ce qui pourrait paraître inutile et fastidieux, pour m'arrêter davantage sur les connaissances plus précises que nous devons à la physiologie moderne et sur la nouvelle théorie que je propose dans le mécanisme de la voix pendant la parole et le chant. Je suis loin d'avoir la prétention de donner des vues toujours nouvelles sur ce sujet, mais en exposant mon opinion fondée sur des faits et des expériences, j'ai cru rendre ainsi mon travail plus complet et enchaîner plus convenablement mes idées.

Enfin, après m'être étendu sur un grand nombre de considérations générales théoriques et pratiques sur les organes vocaux, j'ajouterai quelques mots sur l'hygiène de ces organes, et sur les précautions à prendre lors de la mue de la voix à l'époque de la puberté.

Moins jaloux d'une réputation d'auteur que de celle qu'un médecin se procure par des succès, on ne trouvera pas dans cet ouvrage des descriptions brillantes et prétentieuses; mais en revanche, on y verra que j'ai fait tous mes efforts pour être clair et surtout pour être compris par tous mes lecteurs. Dans les livres qui ont rapport aux sciences, la clarté, l'ordre et la précision, doivent passer avant le luxe et la pompe du style.

Un sujet de cette nature demanderait une plume plus habile que la mienne, mais si j'ai entrepris une tâche aussi difficile j'ai moins consulté mes forces que le désir d'être utile :

« *Si desint vires, tamen laudanda voluntas.*

DESCRIPTION

DE

L'INSTRUMENT VOCAL.

> O Voix ! fille de l'air, dis-moi quelle est ta route ;
> Dis comment du larynx vers la glotte élancé,
> A l'aide du palais, ma langue a prononcé
> Le son qui sur ma lèvre, impatient d'éclore,
> Diverge ses rayons, forme un cône sonore !...
>
> LEBRUN, *Poème de la Nature.*

Le mécanisme et les sons de l'instrument vocal seront toujours inimitables par l'art, et c'est toujours en vain que l'homme cherchera à communiquer à des instrumens mécaniques les principes de l'organisme animal, parce qu'il n'aura jamais à sa disposition les élémens de l'action vitale.

Les organes qui, par leur ensemble, contribuent à former et à modifier les sons vocaux, sont les suivans : 1° les poumons qui sont les réservoirs de l'air; 2° les muscles de la respiration et la poitrine qui agissent comme un soufflet; 3° la trachée-artère et les bronches qui constituent un porte-vent bifurqué inférieurement; 4° le larynx proprement dit qui joue le rôle d'une embouchure élastique et mobile; 5° la glotte dont les cordes vocales représentent assez bien les lèvres d'un musicien qui joue du cor; 6° enfin, le pharynx ou arrière-bouche, le voile du palais, la luette, les amygdales, l'épiglotte, la voûte palatine, les fosses nasales, les sinus maxillaires, les lèvres, les joues, etc., etc., contribuent également à la formation de la voix et jouent un rôle important dans l'intensité et la modulation des sons.

Je devrais peut-être, pour sembler plus complet, donner une description détaillée de toutes les parties que je viens d'indiquer; mais n'ayant rien de nouveau à dire sous le rapport anatomique, et cet ouvrage étant d'ailleurs, par sa nature, susceptible d'être lu par les gens du monde, mais surtout destiné aux médecins, à qui je suppose une connaissance suffisante de l'anatomie des organes vocaux, j'ai cru devoir dire seulement quelques mots sur la forme et la structure du larynx.

Le larynx, principal organe de la voix, est une espèce de boîte cartilagineuse, qui, consisidérée dans son ensemble, a la forme générale d'un conoïde creux et renversé, dont la base, tournée en haut vers la langue, forme un triangle évasé qui s'ouvre dans le pharynx, et dont le sommet, uni inférieurement à la trachée, continue avec ce canal par une ouverture arrondie.

L'orifice supérieur du larynx est un espace ovalaire, circonscrit en avant par l'épiglotte, en arrière par les arythénoïdes, et sur les côtés par les replis de la membrane muqueuse. Cette ouverture supérieure du larynx est toujours ouverte et comme passive par rapport à la formation de la voix et de la respiration (1).

Les parois du larynx sont essentiellement formées par la réunion de plusieurs cartilages, désignés sous les noms de *thyroïde, arythénoïde, cricoïde* et *épiglotte*, qui est un *fibro-cartilage*.

Le cartilage *thyroïde* ou *scutiforme*, du grec θυρεος *bouclier*, et ειδος *semblable*, qui est le plus grand de tous les cartilages du larynx, forme la

---

(1) Ceux qui n'ont point vu ou qui ont mal étudié le larynx, confondent toujours l'ouverture supérieure de cet organe avec la glotte qui est au dessous. Le nom d'*épiglotte* contribue à perpétuer cette erreur, parce qu'on est porté à croire que l'*épiglotte* couvre *immédiatement* la glotte.

paroi antérieure de cet organe et la saillie plus ou moins considérable, appelée *pomme d'Adam*,

Les deux cartilages *arythénoïdes*, du grec αρυταινα *entonnoir* et ειδος *forme*, unis par leurs bords antérieurs aux bords postérieurs du précédent, sont situés à la partie postérieure et supérieure de l'organe.

Le cartilage *cricoïde*, du grec κρικος *anneau* et ειδος *forme*, circulaire, comme son nom l'indique, est situé à la partie inférieure du larynx et se trouve uni par ses bords supérieurs au moyen d'une membrane, aux bords inférieurs des trois cartilages dont nous venons de parler; inférieurement il correspond au premier cerceau de la trachée dont il est une continuation.

Il reste encore quatre cartilages, qui sont les deux cartilages *corniculés*, nommés aussi tubercules de *Santorini* et les *cunéiformes* ou cartilages de *Meckel*; mais comme ces cartilages ont été moins étudiés, et que leurs fonctions sont peu connues, je me contente de les indiquer.

Enfin, l'épiglotte, sentinelle vigilante, placée à la partie supérieure du larynx, et se trouvant fixée au bord supérieur du cartilage *thyroïde*, derrière la base de la langue, est un fibro-cartilage, qu'on a comparé à une feuille de pourpier, et qui a pour usage de s'opposer au passage des substances alimentaires dans les voies aériennes, et probablement de modifier les sons à leur sortie de la glotte.

D'après ce que je viens de dire, on voit que les cartilages *arythénoïdes* sont, par leur situation, à la partie postérieure et supérieure du larynx, opposés au *thyroïde*, qui forme la partie antérieure et supérieure de cet organe. Les connexions que ces trois cartilages entretiennent entre eux sont de la plus haute importance pour la formation du son vocal. En effet, deux ligamens, formés de fibres élastiques et parallèles, renfermés dans un replis de la membrane muqueuse, alongés et larges d'environ deux lignes, prennent en arrière leur insertion à une saillie antérieure que l'on remarque à la base des *arythénoïdes*, et viennent se fixer en avant au milieu de l'angle rentrant qui existe au cartilage *thyroïde*. Ces deux ligamens, que j'appelle *lèvres du larynx*, ont reçu de *Ferrein* le nom de *cordes vocales*, et sont appelés aujourd'hui par les anatomistes modernes *ligamens inférieurs de la glotte* ou *thyro-arythénoïdiens*. L'intervalle qui les sépare, forme la glotte, fente oblongue, qui a environ dix à onze lignes de longueur chez un homme adulte, et large de deux à trois vers l'endroit où elle a le plus de largeur, qui est variable et plus considérable en arrière qu'en avant, où les deux cordes vocales se rapprochent au point de se toucher au lieu de leur insertion au cartilage *thyroïde*.

Ces ligamens, recouverts par des fibres charnues, formant les muscles *thyro-arythénoïdiens* auxquels ils adhèrent et qu'ils séparent des muscles *crico-arythénoïdiens latéraux*, sont enveloppés par la membrane muqueuse laryngée dans le reste de leur étendue. Leur face supérieure, inclinée en dehors, constitue la paroi inférieure d'un enfoncement, nommé *ventricule du larynx*, dont la paroi supérieure est formée par les ligamens supérieurs de l'instrument vocal, lesquels sont situés plus en dehors entre le milieu de la face antérieure du cartilage *arythénoïde*. Ces ligamens, qui ne sont autre chose qu'une plicature de la membrane muqueuse du larynx, ne sont pas fibreux, sont moins élastiques que les inférieurs, et représentent supérieurement une autre espèce de glotte, qui est séparée de la vraie glotte par les cavités ventriculaires dont je viens de parler.

Le larynx, ainsi que la trachée-artère, est tapissé par une membrane muqueuse, mais elle est plus sensible que celle de la trachée, et le contact du plus petit corps étranger détermine sur elle une irritation excessive, dont la gravité contraste avec le peu d'étendue et la faible importance apparente de l'organe. C'est à la suite de ces irritations augmentées encore par des mouvemens pénibles et prolongés par l'exercice de certaines professions, qu'on rencontre souvent de ces altérations qui, quoique très peu visibles à l'autopsie, ont eu des suites si fâcheuses, qu'elles ont souvent déterminé promptement la mort.

Le larynx est beaucoup plus développé et plus saillant chez l'homme que chez la femme dont cet organe n'a que les deux tiers et même la moitié du volume de celui de l'homme. Chez ce dernier, l'angle rentrant du cartilage tyroïde est aigu tandis qu'il est arrondi chez la femme dont l'échancrure moyenne du bord supérieur du même cartilage est moins profonde et l'épiglotte moins large, moins épaisse et moins saillante que chez l'homme.

Des différences aussi tranchées se font moins remarquer chez le fœtus et l'enfant ; seulement le larynx est beaucoup moins développé qu'il le sera plus tard, proportionellement dans l'un et

l'autre sexe, surtout dans le nôtre. Ce qu'il y a
de bien remarquable, c'est que cet accroissement
n'est pas progressif comme celui des autres organes, il se développe au contraire presque tout-
à-coup à l'époque de la puberté, et l'énergie de
ses fonctions se fait remarquer en même temps
que celle des organes génitaux. C'est même cet
accroissement rapide correspondant avec la mue
de la voix qui nous fournit les signes les plus certains de la puberté. Après cette époque, le larynx
n'éprouve aucun changement notable, seulement
ses formes se prononcent d'une manière plus
marquée et l'on voit ses cartilages se durcir et
s'ossifier en partie chez les vieillards, à l'exception
de la glotte dans laquelle jamais, que je sache,
on n'a observé aucun rudiment d'ossification. Chez
les castrats, cet organe offre la petitesse de celui
de la femme, et l'ablation des testicules dans le
jeune âge, arrêtant le développement du larynx,
perpétue chez les individus mâles la voix claire et
féminine de l'adolescence et même en détruit le
timbre déjà formé, si l'opération a été faite peu
de temps après l'époque de la puberté.

Enfin pour terminer tous ces détails arides et
déjà trop longs d'anatomie, je dirai que plusieurs
muscles prennent leur insertion au larynx; les

uns sont extrinsèques et destinés à le mouvoir , en totalité, comme à l'abaisser, ou à l'élever, à le porter en avant ou en arrière ou enfin à le fixer. Les autres muscles sont intrinsèques et ont pour usage de changer le rapport 'de ses parties , comme d'agrandir et de rétrécir la glotte, de tendre et de relâcher les cordes vocales. Les muscles extrinsèques qui attachent le larynx aux parties voisines, sont les *sterno-thyroïdiens*, les *constricteurs du pharynx* et *tous les muscles de la région hyoïdienne*, etc. Les muscles intrinsèques du larynx chargés d'imprimer tous les mouvemens des pièces cartilagineuses qui composent l'organe sont : les *crico-thyroïdiens* les *crico-arythénoïdiens postérieurs*, les *crico-arythénoïdiens latéraux* les *thyro-arythénoïdiens et l'arythénoïdien* proprement dit. J'ajouterai encore que le larynx a plusieurs glandes dont les usages sont peu connus ; ces glandes sont : l'*épiglotique*, les *arythénoïdes* et la *thyroïde.* Les fonctions de cette dernière surtout, sont tout-à-fait ignorées, celles des autres semblent avoir pour but de sécréter un mucus qui lubréfie le larynx et l'épiglotte, les entretient souples et mobiles et les empêche d'être irrités par le passage continuel de l'air pendant la respiration, le chant et la parole. Enfin les nerfs du larynx qui sont au nombre de deux de chaque côté, ont reçu le nom de *laryngés* pour les supérieurs, et de *récurrens* pour les inférieurs. Je terminerai en disant que la section de ces nerfs entraîne l'aphonie ou perte de la voix dont j'aurai à m'occuper dans un autre chapitre.

DE LA VOIX

ET

DE SA FORMATION.

Messagère de l'âme, interprète du cœur,
A me servir aussi cette voix empressée
Loin de moi, quand je veux, va porter ma pensée !
RACINE, fils.

La voix, φωνη des Grecs, *vox* des Latins, est un son animal, vivant et inarticulé, dont l'air est la cause matérielle, la glotte la cause efficiente ; enfin, la cause déterminante de la voix est le besoin ou l'état de l'ame, auquel són expression actuelle se rapporte.

Cette faculté des animaux de pouvoir se faire entendre à des distances, est un des plus beaux attributs de la nature vivante, puisque sans lui ils seraient pendant la vie condamnés au silence de la mort.

Chaque animal a une voix qui lui est propre,

et qui est comme un caractère distinctif de l'espèce à laquelle il appartient ; ces grandes différences de la voix dépendent d'une organisation particulière des parties qui servent à la former.

Vic d'Azir, dans un excellent mémoire sur la voix (1), remarque que la structure du larynx est extrêmement simple dans les animaux qui ont une voix sonore et agréable, comme le serin, le rossignol, tandis que cet organe est très compliqué chez les animaux dont la voix est forte et désagréable, tels que les cochons, les singes, etc. Il semble que la nature s'est mise en plus grand frais pour faire hennir un cheval et braire un âne, que pour rendre la voix de l'homme capable de nous faire entendre les sons les plus mélodieux.

La voix présente des différences notables, selon l'âge. Elle est faible et aiguë chez les enfans, mais elle se renforce plus tard : chez la femme, le timbre vocal change beaucoup moins que chez l'homme, et il conserve presque toujours les caractères de l'enfance. Les jeunes animaux ont la voix plus aiguë que ceux qui ont terminé leur

____

(1) Mémoire de l'académie des Sciences, 1779.

accroissement; cette règle est générale; cependant les veaux y font exception, car on a toujours observé qu'ils avaient la voix plus forte
que les taureaux et les bœufs. La cause de
cette particularité est sans doute dans le larynx de ces animaux, qui ont le leur plus large
et plus mobile; mais cet organe se rétrécit à mesure qu'ils arrivent au terme de leur crue.

Tous les êtres organisés, chez qui la respiration s'effectue par des poumons, font entendre
des sons vocaux, puisqu'ils sont tous pourvus
d'une glotte et d'un larynx (1). Mais ces organes
offrent, dans toutes les classes, des variétés de
forme et de structure si multipliées, qu'il ne nous
est pas possible de les faire connaître ici.

Il n'y a donc, d'après ce que nous venons de
dire, que les mammifères, les oiseaux et les rep-
tiles qui soient pourvus d'un véritable instrument
vocal, et qui puissent, par conséquent, faire
entendre une voix proprement dite; car il suffit pour cela qu'une certaine quantité d'air,
accumulée dans un réceptacle quelconque, soit
chassée avec force, et vienne se briser contre les

____

(1) Le canard mâle n'a presque pas de voix, à cause d'une
dilatation de la trachée où l'air expiré s'engouffre.

bords d'un orifice plus ou moins étroit et suffisamment contracté. Les poissons, qui respirent par des branchies, ne peuvent, par cette raison, produire aucun son vocal. On ne doit pas regarder comme une vraie voix les bruits monotones et insipides que font entendre, pour s'appeler et manifester leurs besoins, quelques insectes, tels que les cigales, certaines sauterelles et la plupart des mouches, etc.; le bruit que produisent ces animaux, ne vient point de leur bouche, mais il est le résultat du frottement mécanique de certaines membranes élastiques qui sont agitées rapidement. Ces organes sonores sont tantôt les élytres et les ailes des insectes, ou tantôt une espèce de partie membraneuse en forme de tambour, ou, enfin, une sorte de raclement produit par les mouvemens des cuisses postérieures, à la manière de l'archet des instrumens à cordes.

Le timbre vocal peut être changé et modifié par les habitudes de certains individus; par exemple, ceux qui se livrent à des professions bruyantes, telles que celles de chaudronnier, de meunier, etc., etc., ou de ceux qui, comme les marins, habitent les bords de la mer et des grands fleuves, ont ordinairement la voix plus forte, parce que, obligés de couvrir toujours en parlant des bruits souvent très intenses, ils exercent davantage leurs organes vocaux.

La voix des hommes est d'autant plus forte, que leur larynx est plus développé, et que leur poitrine a plus de capacité. C'est pour cette raison que le timbre vocal semble beaucoup plus faible, lorsque après le repas l'estomac, distendu par les alimens, diminue la capacité de la poitrine, en refoulant le diaphragme supérieurement.

Aucun son ne va plus directement à l'ame que celui de la voix humaine ; c'est pour cette raison que les instrumens qui en approchent le plus, comme le cor d'harmonie, le basson, le hautbois, ont une expression plus touchante et plus mélancolique, surtout dans les tons mineurs et la musique triste. Cet organe, aussi admirable par sa douce harmonie que par sa grande simplicité, se soustrait, je le répète encore, à toute imitation, et aucun mécanicien, même le plus habile, ne parviendra jamais à imaginer un instrument qui produise des sons aussi beaux, et qui fournisse au même degré de perfection ce timbre mélodieux, ces tons variés et ces inflexions aussi multipliées qu'agréables (1).

---

(1) On connaît les expériences de *Ferrein*, au moyen des-

Le chant est une modification de la voix qui se rapporte aux passions, et plus particulièrement à l'amour ; c'est peut-être pour cette raison qu'à

---

quelles, comme il dit lui-même, *il faisait parler les morts.* Le dominicain *Albert-le-Grand* avait construit une tête qui, par un mécanisme particulier, prononçait quelques sons articulés. La fameuse statue de *Memnon* qui chantait, au rapport de *Pline* et de *Strabon*, n'est pas moins admirable, quoiqu'elle ne fît entendre que des sons inarticulés. Voici l'histoire de ce prodige, qui pourra donner une idée des autres, et montrer combien l'art a toujours été loin de la nature. « Les Égyptiens, pour perpétuer la mémoire de *Mem-* » *non*, avaient érigé en son honneur, dans le temple du dieu » *Apis*, sur les bords du fleuve Bélus, une statue qui avait » cette propriété qu'étant éclairée et frappée par les rayons » du soleil, elle rendait un son aussi mélodieux que celui » d'une lyre, au lieu que le soir, elle en rendait un lugubre » et profond, ce qui pouvait être un effet très naturel de la » dilatation et de la condensation de l'air. On avait sans doute » adapté une anche à la bouche de la statue, le matin, à » mesure que le soleil l'échauffait, l'air en sortant rendait un » son clair ; le soir, lorsque le soleil se retirait et que la statue » se refroidissait, l'air en rentrant faisait un bruit sourd dans » l'intérieur. En un mot, l'effet étant extérieur le matin et » intérieur le soir, la variété des sons se trouve naturelle- » ment expliquée. » (Tableau des propriétés et des phénomènes de l'air.)

ROULAND, page 177.

cette époque intéressante de la vie, où nous éprouvons pour la première fois ce besoin d'aimer, la nature développe d'une manière si rapide les organes vocaux, et change presque tout à coup le timbre de la voix. Au milieu du printemps, où les oiseaux ont l'habitude de s'accoupler, le chant du rossignol est dans toute sa beauté, tandis que dans le mois de juin, époque où il a des petits, sa voix est si désagréable et si changée, qu'elle est tout à fait méconnaissable.

De toutes les actions qui sont propres à l'homme, celle de chanter lui est la plus familière : il n'est point de peuples, même les moins civilisés, chez lesquels le chant ne soit en usage. Les sauvages d'Amérique, les Cafres, les Esquimaux et les Groenlandais éprouvent aussi bien que les Européens le besoin de chanter. C'est donc à tort que *Rousseau* (1) a dit que le chant n'était pas naturel à l'homme, et c'est également mal à propos qu'un auteur allemand (2) a avancé que si le sifflement est propre aux oiseaux, le chant est le partage de l'homme seul. Ces deux opinions, qui sont des paradoxes, sont fondées

____

(1) Dictionnaire de musique.
(2) *Blumenbach.*

sur une puérile distinction de mots, car on peut chanter sans appliquer des paroles, qui ne sont qu'une explication dont la mélodie est le tableau. Ne sait-on pas, d'ailleurs, que certains muets, quoique ne faisant entendre aucune note articulée, peuvent chanter et moduler des sons presque aussi agréablement que ceux qui parlent. J'ai actuellement, chez moi, un jeune homme, âgé de treize ans, muet de naissance, à qui, depuis un an, j'ai rendu la parole; lorsque je fus parvenu à lui *apprendre à écouter et à entendre*, quoique alors il ne pût encore articuler aucun mot, il répétait avec justesse et mesure, tous les airs que je lui chantais ou que je lui jouais sur le cor d'harmonie ou sur le violon (1). J'ai vu également un ancien militaire, à qui un coup de feu avait complètement emporté la langue, qui chantait d'une manière extrême-

---

(1) Ce jeune homme, qui est du Brésil, s'appelle *Alexandre Duvivier*; il m'a été confié par M. *Vendome*, demeurant à Paris, place du Marché-Saint-Honoré, et il a été, avant son traitement, particulièrement examiné par M. *Itard*, lorsque je l'ai présenté à l'académie de Médecine. Je me propose de publier bientôt un mémoire sur cette observation intéressante.

ment agréable, et modulait avec beaucoup de goût et de talent les airs les plus difficiles des opéras français et italiens.

Pour une oreille délicate, la voix d'un individu peut nous apprendre beaucoup de choses sur son tempérament, sur son caractère, sur ses qualités morales, et sur les dispositions de son esprit. Il est certain que la situation de l'ame influe d'une manière assez marquée sur l'organe de la voix qui diffère toujours suivant les circonstances. On peut donc dire avec *Grétry* (1), que si l'homme sait se cacher dans ses discours, il n'a pas encore appris à se cacher dans ses intonations. L'immortel physiognomoniste de la Suisse (2), disait que la voix et le visage s'associaient le plus souvent.

Dans un ouvrage du père *Kircher* (3), on lit, qu'une voix forte et rauque est celle d'un homme avare, pusillanime, insolent dans la prospérité, lâche dans le malheur; tel était *Caligula* au rapport de *Tacite*. La voix grave d'abord et se ter-

---

(1) Essai sur la musique.

(2) *Lavater*.

(3) Musurgie, livre I, pag. 40.

minant en *faucet* (1), est celle d'un criard triste et fâcheux ; la voix aiguë, faible et cassée, est celle d'un efféminé ; celle qui est aigue et forte, indique un homme porté au plaisir ; enfin le même auteur ajoute que la voix grave, sonore grande et précipitée, dénote un individu entreprenant, hardi et propre à exécuter de grandes choses.

Si la voix, dans une situation ordinaire de l'esprit, peut nous faire connaître les penchans et les qualités morales de l'homme, elle nous découvrira bien plus sûrement encore les différentes passions dont il est agité. La crainte et la langueur abaissent la voix, l'étonnement la coupe, l'admiration l'allonge, l'espérance la rend sonore et égale, la colère la rend rauque et entrecoupée, le désir précipite les paroles et fait commencer les phrases par de longues exclamations. La hardiesse rend les discours laconiques ; elle laisse toujours plus à penser qu'elle ne dit : *quos ego!!!... Platon* savait si bien que le son de la voix pouvait, jusqu'à un certain point, découvrir l'état moral des hommes, que lorsqu'il voulait connaître ceux

(1) On verra plus tard pourquoi j'écris *faucet* avec un *c*, au lieu de *fausset* avec deux *ss*.

qui l'abordaient pour la première fois, il leur disait: *Parlez, afin que je vous connaisse.*

La voix peut aussi, souvent nous instruire de l'état du corps, à cause de ses rapports admirables de sympathies avec le système nerveux en général, surtout avec les parties sexuelles. C'est à cette dernière sympathie qu'il faut attribuer la mue de la voix, le *faucet* des castrats, le chant mélodieux des oiseaux, dans la saison de leurs amours, et enfin les aphonies survenues, comme nous en citerons plusieurs observations, à la suite d'un engorgement chronique ou d'une inflammation aigue des testicules, et souvent aussi à la suite d'un prolapsus de la matrice, ou d'une suppression de règles, et même de l'état de gestation.

La sympathie de la voix avec tout le système nerveux n'est pas moins manifeste; en effet, dans les fièvres malignes, la voix présente une altération remarquable; dans le début des maladies aiguës, les malades se plaignent souvent de douleurs à la gorge, qui, n'étant point le résultat d'une inflammation apparente, annoncent en général une affection grave qui sera accompagnée d'accidens nerveux. Il en est de même de toutes les affections avec délire, et de toutes les autres maladies nerveuses, telles que la rage, le choléra, etc,, etc. qui sont rangées dans cette classe par la plupart des médecins. Enfin le spasme incommode que ressentent à la gorge les femmes hystériques et les sujets hypocondriaques, est une nouvelle preuve en faveur de cette sympathie.

Dans les saisons chaudes, la voix est plus belle et plus aiguë; dans l'hiver, elle est au contraire plus grave et plus rauque. C'est probablement l'influence de la température qui fait que les peuples du midi ont, en général, la voix plus belle et plus sonore que les habitans des pays froids. Les étrangers conviennent que c'est en France que l'on trouve le plus grand nombre de belles voix. Cela tiendrait-il au développement de la poitrine que nous avons en général mieux conformée (1)?

Les idiomes du midi, tels que les langues italienne et espagnole, dont les accens sont plus

---

(1) La nature, selon l'abbé *Expilli*, développe plus certaines parties du corps dans un climat que dans l'autre. Selon lui, un homme serait accompli, quant au physique, s'il avait les jambes d'un Espagnol, la main d'un Allemand, la tête d'un Anglais, les yeux d'un Italien, le corps, la taille et le maintien d'un Français.

(*Géographie de l'univers.*)

marqués par les inflexions vocales et la fréquence des voyelles : ces idiomes, dis-je, sont plus favorables à la musique que les langues du nord, dont la parole s'éloigne beaucoup plus du chant. Dans une langue aussi harmonieuse que l'était anciennement la langue grecque; il n'y aurait sans doute que très peu de différences entre la voix *parlée* et la voix *chantée*.

Si l'on chantait une même phrase musicale avec des paroles traduites dans les principales langues d'Europe, la différence serait énorme à l'oreille pour l'harmonie et la douceur. La langue italienne et la langue hollandaise, prises pour les deux extrêmes de la comparaison, suivraient une marche progressive dans l'ordre suivant : *italien, grec moderne, portugais, espagnol, français, allemand, anglais, hollandais.*

Les peuples du midi aiment beaucoup les voix aiguës; ceux des pays tempérés, préfèrent les moyennes; enfin les habitans des régions du nord, semblent donner la préférence aux basses. La différence des climats influent probablement sur le goût des nations, comme sur la douceur des langues. En Italie, les premiers rôles d'hommes, dans les opéras, sont remplis par des *soprani*, en

France , par des *tenors* , en Allemagne , par des *basses.*

La voix humaine est le plus beau moyen d'exécution que l'art musical possède. Ce sera donc toujours en vain que les instrumens voudront l'imiter ; car semblables aux esclaves, qui précèdent ou suivent leur maître, ils n'ont été inventés que pour accompagner et soutenir la voix.

Comme chaque individu se distingue d'un autre par ses traits et ses formes physiques , on peut de même le distinguer facilement par la nature et le timbre de sa voix ; mais seulement, il y a de ces différences qui sont communes à plusieurs, et qui forment autant d'espèces de voix, ayant reçu chacune une dénomination particulière.

Pour pousser le système vocal à l'étendue de celui des grands chanteurs , qui est souvent de trois octaves, on est convenu de le diviser en six parties qui représentent six espèces de voix.

1° Le premier dessus : *soprano primo* ;

2° Le second dessus : *soprano secondo* ;

3° Le contr'alte (haute-contre), *contralto* ;

4° Le tenor ;

5° Le bariton ;

6° La basse.

Ce n'est donc pas d'après le timbre et le volume des voix; mais bien d'après leur étendue dans l'échelle musicale, qu'on a désigné le caractère général qui les distingue entre elles.

Les voix graves ne se remarquent ordinairement que chez les hommes après la puberté; tandis que les voix aiguës se rencontrent le plus souvent chez les femmes, chez les enfans, chez les eunuques et chez la plupart des hommes qui prennent le *faucet* en chantant.

On distingue encore les voix par beaucoup d'autres différences que celles du grave à l'aigu. Ainsi il y a des voix fortes, dont les sons sont forts et éclatans, des voix douces dont les sons sont flûtés, des voix étendues, celles qui parcourent une grande échelle musicale; des voix belles, dont le timbre est plein, juste et harmonieux : il y a également le contraire de tout cela : par exemple on trouve des voix dures, rauques, inégales, c'est-à-dire celles dont les beaux sons sont inégalement distribués, soit dans la première, soit dans la seconde ou la troisième octave. On appelle au contraire voix égale, celle dont le timbre est toujours le même dans toute son étendue; enfin, on désigne par les épithètes de flexibles et légères, les voix qui passent sans transition brusque du grave à l'aigu; et qui parcourent avec la même douceur et la même flexibilité toutes les modulations qui constituent l'harmonie musicale et vocalisante.

On n'a jamais bien déterminé en quoi les sons articulés diffèrent des sons modulés; cependant cette différence, serait sensible lors même qu'il ne manquerait à la voix qui forme la parole que la permanence des sons qui constitue la voix du véritable chant. Dailleurs, le vrai caractère distinctif de cette dernière espèce de voix est de former des sons harmoniques et appréciables, dont on puisse non seulement, prendre et sentir l'unisson, et que l'on puisse de plus exprimer par des signes faisant partie de notre système de musique. Dans la voix parlante au contraire, les sons ne sont pas assez soutenus pour être appréciés, et les inflexions diverses qui les séparent ne présentent que des intervalles inharmoniques et incommensurables.

Les physiciens et les physiologistes doivent donc étudier la voix de l'homme sous différentes faces, c'est-à-dire qu'ils doivent l'étudier, 1° comme son simple, tel que le cri des enfans, en y comprenant les diverses intonations qui se rapportent aux mouvemens de l'ame, aux passions, au plaisir, à la douleur, au dédain, à la colère, etc., etc.,

2° comme son articulé, tel qu'il est dans la parole ordinaire; 3° comme son modulé, dans le chant qui ajoute à la parole les variétés des tons; 4° enfin, dans la déclamation qui est tout à la fois, une modification de la voix modulée et de la voix parlée, puisqu'elle peut s'unir à l'une ou à l'autre ou en être retranchée. C'est sous ces quatre rapports que nous allons examiner la voix humaine, après nous être occupé de sa formation et des opinions diverses qui ont été émises sur son mécanisme.

Pour des êtres capables d'éprouver des sensations, il ne suffisait donc pas d'avoir des organes pour se transporter d'un lieu à un autre, et une volonté pour chercher les choses nécessaires à leur vie et à leur bien-être individuel; ce n'était donc point assez pour eux de pouvoir choisir ce qui leur plaisait, refuser ce qui leur répugnait, ou éviter ce qui les menaçait ou pouvait leur être nuisible, il fallait encore les rendre à même de communiquer à des distances avec leurs semblables, et établir avec eux des relations d'un ordre plus élevé. Il leur fallait enfin une voix qui pût exprimer leur douleur ou leur crainte, leur haine ou leur sympathie, leurs plaisirs, leurs amours, leur joie ou leurs désirs. L'homme seul, capable de penser et d'abstraire, a reçu de la nature le noble privilége de pouvoir modifier sa voix en sons articulés qui constituent la parole (1).

Mais cette voix...., par quel mécanisme se se forme-t-elle? c'est ce que nous allons chercher à expliquer dans le chapitre suivant.

---

(1) Je garde le silence sur la parole et l'origine du langage, parce que j'ai traité assez longuement ce sujet dans mon ouvrage sur le bégaiement et tous les vices de la parole. *Voyez* deuxième édition , 1831.

MÉCANISME DE LA VOIX

LES OPINIONS DES PHYSICIENS ET DES

PHYSIOLOGISTES ANCIENS ET MODERNES.

> La voix n'est pas une simple vibration ; elle
> est animalisée, elle est vivante comme les
> organes qui la produisent.
>
> J. BONNAFOX, *Traité sur la phthisie*, page 122.

Dès la plus haute antiquité, la formation de la voix a fixé l'attention des physiologistes ; mais ce qui est malheureux pour la science, c'est que cette question laisse encore beaucoup à désirer et restera peut-être toujours sur plusieurs points, indécise.

Avant de faire connaître quelles sont mes opinions sur la production des sons vocaux et la part que, selon moi, prend à leur formation chaque partie de l'appareil phonateur, je crois d'abord devoir prévenir mes lecteurs que quoique j'aie un assez grand nombre de faits nouveaux à ajouter, je suis loin d'espérer qu'il puisse me rester quelque gloire à traiter un sujet aussi difficile , après les savans et les auteurs distingués dont je vais bientôt parler.

Un grand nombre de théories ont été tour à tour proposées, pour expliquer la formation de la voix ; avant de les exposer, succinctement à la vérité, je veux rappeler comment l'air expiré traverse le larynx, lorsque les muscles intrinsèques de la glotte sont dans un état de contraction.

D'abord, l'air que l'inspiration a introduit dans les poumons est repoussé de ses cavités dans le larynx, par le mouvement de l'expiration et le jeu des muscles de la poitrine. C'est là le premier acte nécessaire pour la production de la voix, puisque c'est pendant le temps de l'expiration que les sons vocaux sont produits. Plusieurs auteurs pensent qu'elle a lieu quelquefois pendant l'inspiration, j'ai vu moi-même des personnes bègues qui parlaient également quelquefois pendant l'inspiration ; parce qu'elles articulaient plus facilement de cette manière , quoique le timbre de de leur voix s'en trouvât très altéré. *Dodart* rapporte l'observation d'un homme qui , tourmenté d'une toux continuelle, ne parlait que lors de l'inspiration ; *Adrien Tournebœuf* et *Haller* en citent également plusieurs exemples ; j'ai moi-même la faculté de pouvoir faire une gamme avec assez de justesse pendant une longue inspiration ; mais cette gamme ne commence qu'à l'*ut* sous la première ligne et finit à l'*ut* à l'octave, au milieu de la portée des cinq lignes. Malgré les faits que je viens de citer, il ne peut y avoir aucun doute que la formation de la voix ne soit un phénomène expiratoire ; et que, lorsque la production des sons vocaux a lieu pendant l'inspiration, c'est par un mécanisme insolite qui agit dans un ordre inverse de celui qui est naturel.

Les travaux des physiologistes modernes ne laissent plus aucune incertitude sur l'organe générateur de la voix, et permettent de répondre avec assurance que parmi les parties qui donnent passage à l'air expiré, c'est le larynx qui forme la voix, et que des diverses pièces qui composent celui-ci, c'est la glotte qui est l'organe essentiellement phonateur. Comme à cet égard il ne reste aucun doute, je crois devoir me dispenser de rappeler ici plusieurs argumens en faveur de cette proposition, qui est complètement à l'abri de toute réfutation.

Si cette question était facile à résoudre, il n'en est pas de même de celle qui regarde les différens mécanismes de la formation de la voix, et à quel ordre d'instrument on doit rapporter l'organe vocal. Avant de répondre à cette question, je vais d'abord exposer rapidement les théories diverses qui ont été données, parmi lesquelles les principales sont les suivantes :

Aristote et *Galien* comparaient le larynx à une flûte, et regardaient la trachée-artère comme le corps de l'instrument.

Dans le seizième siècle, le célèbre *Jérôme Fabricio*, si improprement désigné sous le nom de *Fabrice d'Aquapendente*, et son disciple *Casserius* de Plaisance, admirent toutes les opinions de *Galien* et d'*Aristote*; mais ils soutinrent avec raison que la trachée n'était qu'un porte-vent.

En 1700, *Dodart* (1) compara l'organe de la voix à un cor ou à une trompette; selon lui, la glotte est le point qui répond aux lèvres du musicien; le corps de l'instrument s'étend de la glotte à l'orifice externe du conduit vocal, c'est-à-dire à la bouche. Cette théorie, bien accueillie à cette époque, et admise, selon l'expression d'*Haller*, *magno cum plausu*, est depuis long-temps entièrement abandonnée.

En 1742 (2), *Ferrein* voulut que le larynx fût

---

(1) Mémoire de l'académie des Sciences.
(2) *Idem*.

un instrument à cordes, et le compara à un violon. Cette opinion fit alors beaucoup de bruit, et
reçut un assentiment presque général, qu'elle était
certainement bien loin de mériter. Ce savant
comparait les ligamens de la glotte aux cordes d'un
violon, et leur donna le nom de *cordes vocales*.
Le courant d'air était l'archet; les cartilages thy-
roïdes les points d'appui; les arythénoïdes les
chevilles; et enfin les muscles qui s'y insèrent,
les puissances destinées à tendre ou à relâcher les
cordes. Une pareille théorie est bien loin de pouvoir être admise, parce que les cordes, pour vibrer et produire des sons, doivent réunir certaines conditions, telles que la sécheresse, la fixité
sur un corps sonore, la liberté, l'élasticité, la
tension suffisante, une certaine longueur, et
enfin une certaine consistance. Aucune de ses
conditions ne se trouvant dans les *prétendues cordes vocales*, les physiologistes, et surtout les
physiciens modernes, ont donc eu raison de rejeter la théorie de *Ferrein*, et de cesser de regarder le larynx comme un instrument à cordes.

L'immortel *Bichat*, ce grand génie enlevé si
jeune à la science, après avoir fait une longue série
d'expériences ingénieuses, presque toutes vérifiées
et confirmées plus tard par M. *Magendie*, ne vou-

lut en tirer aucune conséquence positive, et se
contenta de dire que la gradation harmonique des
sons vocaux serait encore long-temps un objet de
recherches, et qu'un problème aussi difficile ne
serait peut-être jamais résolu d'une manière incontestable.

M. le professeur *Richerand* tient *le juste milieu*
dans les opinions déjà émise ; car il considère le
larynx comme un instrument qui est tout à la fois
à cordes et à vent.

Le *Buffon* moderne , l'éloquent et profond
naturaliste qu'une mort rapide et imprévue vient
d'enlever aux sciences et aux lettres, je veux dire
le savant *Cuvier*, rangeait l'organe vocal dans la
classe des flûtes, et regardait la glotte comme
étant le bec de l'instrument ; la bouche le corps,
et les narines les trous latéraux.

En 1806, M. *Dutrochet* soutint, dans sa dissertation inaugurale, que la production de la
voix était un phénomène actif dépendant de la
vibration des fibres qui forment les muscles thyro-
arythénoïdiens ; le tuyau vocal est supposé, par
lui, n'avoir aucune influence sur la production
des tons ; le larynx est dit un instrument vibrant,
mais non compliqué d'un tuyau.

M. *Magendie*, l'un de nos plus illustres phy-

siologistes, qui a donné au larynx le nom d'*anche humaine*, pense, avec M. *Biot*, que cet organe
doit être comparé à nos instrumens à anche, tels
que le hautbois, le basson, etc., etc.

M. *Savard*, qui a publié des travaux très re-
marquables sur la formation de la voix, a comparé le larynx à une espèce d'appeau, instrument court, percé à chaque bout d'un petit orifice, dont les chasseurs se servent pour imiter les
oiseaux; ce savant a établi en conséquence que les
ligamens de la glotte et les ventricules, qui s'ouvrent entre eux prennent une part essentielle à la
formation primitive des sons vocaux. L'air traversant la glotte va frapper les ligamens supérieurs;
ceux-ci ceignent l'ouverture supérieure de l'instrument, et remplissent la même fonction que
le biseau des tuyaux d'un orgue. Alors l'air contenu dans le larynx vibre et rend un son qui acquiert de l'intensité, parce que les ondes sonores
qui le forment se prolongent dans le pharynx, la
cavité buccale et les fosses nasales : on voit, dans
ce système, que son auteur cherche à se rendre compte des usages des ventricules du larynx et de celui des ligamens supérieurs dont il
n'est pas parlé dans les autres théories. Je ne sais
pas jusqu'à quel point cette théorie est celle de la

nature; quoiqu'elle m'ait parue plus rationelle que toutes les autres, je n'ai pas pu l'admettre complètement pour plusieurs raisons d'abord : dans les autopsies nombreuses que j'ai faites pour étudier l'anatomie du larynx, j'ai trouvé quelquefois cet organe dépourvu de ventricules et de ligamens supérieurs chez des individus, parmi lesquels il en est plusieurs qui avaient, pendant la vie, un beau timbre vocal. Un fait qui, selon moi, tend encore à prouver que les ligamens supérieurs et les ventricules ne jouent pas un rôle aussi important que celui que leur assigne M. *Savard*, c'est que, si sur un chien on les divise, ou si seulement on les cautérise pour empêcher leur action, la voix de l'animal n'est pas altérée, ou du moins n'est altérée ou détruite que lorsque l'incision ou la cautérisation se sont prolongées inférieurement jusqu'aux ligamens inférieurs qui forment la vraie glotte.

M. *Despinay* de Bourg (1), dans ses recherches sur la voix, dit que les sons, formés à la glotte, éprouvent dans cette ouverture de grandes variations; pour arriver au dehors, ils s'échappent par le pharynx, canal musculaire, susceptible d'é-

____

(1) Mélanges physiologiques, 1822, Dissert. inaug.

prouver de nombreux changemens, et pouvant encore modifier ces sons : ce canal peut être comparé, par son influence, au tube mobile d'un trombone. Dans cet instrument, le son est formé à l'embouchure ; les différens degrés d'ouverture des lèvres servent certainement à produire des changemens dans les intonations ; elles sont, à cet égard, ce que la glotte est à la voix ; mais personne ne niera que le corps de l'instrument alongé ou raccourci ne donne des notes bien différentes. Le pharynx agit de même sur la voix ; il s'alonge dans la contraction des *sterno-thyroïdiens sterno-hyoïdiens*, *omoplato-hyoïdiens*, et diminue d'étendue sous l'influence des muscles *mylo-hyoïdiens*, *genio-hyoïdiens*, etc. Cependant, si le larynx était fixé invariablement, seul il suffirait pour donner les tons graves, aigus et d'autres intermédiaires.

Ce mécanisme vocal, qui ressemble beaucoup à celui que j'avais adopté, et que je croyais le plus rationel, lorsque, en 1828, j'ai publié mon ouvrage sur le bégaiement ; ce mécanisme, dis-je, n'est plus celui que je regarde comme se rapprochant le plus de la nature. Mais avant de faire connaître quelles sont mes opinions à cet égard, je veux essayer de réfuter celles de M. *Despinay* et les autres, dont j'ai parlé; cependant, pour procéder avec plus de méthode, je crois devoir donner ici un aperçu rapide de la théorie qui se trouve dans la deuxième édition de mon ouvrage (1). Cette théorie, je le répète, est à peu près celle de M. *Despinay*, comme on peut s'en assurer par ce qui suit (2) : pour que l'on puisse apprécier l'analogie qui me semble exister entre l'appareil vocal et un trombone, je vais dire quelques mots sur ce dernier instrument.

Le trombone est un instrument dont les pièces principales sont : une embouchure, un tuyau qui varie de longueur au gré du musicien; enfin, un pavillon en évasement inférieur, en forme d'entonnoir plus ou moins considérable. Pour tirer des sons de cet instrument, il faut chasser de l'air dans son intérieur, en appliquant les lèvres sur son embouchure, dont on diminue plus ou moins l'orifice en même temps qu'on alonge ou qu'on raccourcit le tube qui constitue son corps, selon que les sons doivent être graves ou aigus.

---

(1) L'*Orthophonie*, ou le bégaiement et tous les vices de la prononciation traités par de nouvelles méthodes.

(2) Extrait de mon ouvrage sur le bégaiement, *pag.* 36.

D'après l'idée que je viens de donner du trombone, il est facile de voir un grand rapport entre le mécanisme de cet instrument et celui de l'appareil vocal. En effet, les ventricules du larynx, qui comprennent tout l'espace borné inférieurement par les cordes vocales, et supérieurement par les ligamens supérieurs de la glotte, ne représentent-ils pas assez bien l'embouchure de l'instrument? les lèvres de la glotte ne remplacent-elles pas les lèvres du musicien? l'arrière-bouche ne peut-elle pas être regardée comme le tuyau mobile du trombone, et se raccourcir et s'alonger comme ce dernier, de manière à baisser ou à monter les sons? enfin, la langue et l'épiglotte n'auraient-elles pas pour usage de remplacer la main d'un joueur de cor qui module, adoucit ou change les sons à volonté? D'ailleurs, l'air, chassé des poumons et porté par la trachée dans le larynx, n'est-il pas dans toutes les conditions pour vibrer et produire des sons comme dans tous les instrumens à bec ou à embouchure? Ne sait-on pas de plus, d'après les expériences du père *Mercenne* (1), et celles faites par *Euler* (2),

---

(1) Harmonie univ. , liv, **VI**, *pag*. 5.

(2) *Nov. theor. music., cap.* I .

que de quelque matière que soient les tuyaux
d'un orgue , le son sera toujours le même et également fort et harmonieux, si la capacité intérieure
de ces tuyaux ne change pas. Cette théorie, qui
me semblait la plus naturelle, parce qu'elle paraissait expliquer l'élévation et l'abaissement du
larynx , correspondant avec l'agrandissement et
le rétrécissement de la glotte pour l'émission des
sons vocaux, graves dans le premier cas, et aigus
dans le second ; cette théorie, dis-je, que j'avais
adoptée, n'est plus la mienne, depuis que j'ai pu
me convaincre , comme je le prouverai plus tard
par des faits, que les déplacemens du larynx ne
sont pas indispensables pour la formation des
sons , mais seulement qu'ils ont pour but de faciliter les contractions et le relâchement de la
glotte. Bientôt je tâcherai de démontrer cette dernière proposition , en combattant la théorie qui
compare le mécanisme de la voix à celui du trombone.

Parmi les auteurs anciens et modernes qui ont
encore écrit sur la voix, on peut citer : *Ethmuler*,
Fernel, *Vésale*, *Wesel* (1), *Gunz* (2) , *Perault* (3),

---

(1) *Médec. phil. , exp. II.*
(2) Mémoires des savans étrangers.
(3) Traité du Bruit , chap. XII.

Conrad-Aman (1) , *Vic d'Azir* (2) *Roger* (3) , *Haller* (4), *Helwalg* (5), *Caldani*, *Spallanzani*, *J. Frank*, *Mayer*, *Leuhossec*, *Gockel*, *Lefébure*, *Portal*, *Rampont*, *Geoffroy-Saint-Hilaire*, *Serres*, *Biot*, *Papillon*, *Liscowius*, *Cagniard de Latour*, *Grénië*, *Meckel*, *Piori*, *Gerdi*, *Malgaigne*, *Deleau*, *Bourdon*, *Bennati* ; enfin un grand nombre d'autres physiologistes qui ont émis des opinions si nombreuses et souvent si opposées, que si je devais les rappeler ici, plusieurs volumes me suffiraient à peine. Comme toutes ces opinions peuvent à peu près se résumer en trois principales, qui consistent, soit à regarder l'organe de la voix comme un instrument à vent, à bec et à embouchure, tel que ceux du genre flûtes ou trompettes ; soit à comparer cet organe à un instrument à anche, ou enfin à le comparer à un instrument à cordes, ou tout a la fois à cordes et à vent : je crois devoir critiquer toutes ces théories en général et en particulier, avant de faire connaître mes opinions sur une question de phy-

---

(1) *Surdus loquens.* Amst. 1692.

(2) Mémoires de l'académie des Sciences.

(3) Essai sur la musique.

(4) Physiol., liv. IX.

(5) *Dissert. inaug. de formatione loquela.*

siologie d'autant plus difficile qu'elle n'a jamais été et ne sera peut-être jamais résolue d'une manière incontestable.

La théorie qui compare le mécanisme de la voix à celui des instrumens à anche, c'est-à-dire où le son est produit et modifié par des lames élastiques, comme dans le hautbois, le basson, etc.; cette théorie, dis-je, qui a été bien discutée, surtout par M. *Savart*, n'est pas celle que je partage; et les raisons qui m'ont empêché de l'adopter sont les suivantes. Dans les instrumens ordinaires, pour faire monter et baisser les tons, on raccourcit ou on alonge les anches dans le sens longitudinal; tandis que, pour produire le même effet dans le larynx, les cordes vocales se tendent ou se relâchent dans le sens de leur largeur. Dans les instrumens de musique, il n'arrive jamais comme, dans les ligamens de la glotte, que les lames mobiles des anches varient à chaque instant d'épaisseur, de longueur et d'élasticité; d'ailleurs, ces lames sont composées de fibres rectilignes fixées par un seul côté et libres dans les trois autres; tandis que les lames ou cordes vocales du larynx sont fixées par trois côtés et libres par un seul, et forment, par leur réunion, une espèce de sphincter curviligne dont les fibres ne présentent jamais une ligne droite, si ce n'est lorsque les lèvres de la glotte s'appliquent avec force l'une contre l'autre. Elles ferment alors si hermétiquement la trachée, qu'aucune particule d'air ne peut s'échapper des poumons, malgré tous les efforts des muscles respirateurs. Enfin, il m'a été impossible d'admettre que des parties charnues, molles, humectées, recouvertes d'une membrane muqueuse toujours lubréfiée par des mucosités, adhérentes dans trois sens et ne remplissant aucune des conditions que doit avoir une anche, puissent rendre, par le même mécanisme que celui de cette dernière, des sons aussi forts, aussi variés, aussi harmonieux et aussi beaux que ceux de la voix humaine.

D'après ces considérations, je pense, avec le savant physicien, M. *Savart*, que la voix n'est pas produite par le mécanisme des anches, et qu'on ne peut pas mieux adopter cette théorie que celle des cordes, proposée par *Ferrein*, que nous avons déjà discutée plus haut.

Il me reste à parler de la théorie qui compare l'organe vocal aux instrumens du genre des flûtes et des cors, etc., et de ceux dont le tube est mobile, tel que le trombone, c'est à dire ceux où la colonne d'air est le corps vibratile; cette théorie qui était celle de *Fabrice d'Aquapendente* et de *Casserius*, et qui a été modifiée par plusieurs physiologistes modernes, entre autres MM. *Cuvier*, *Despiney*, etc., peut être combattue sous le rapport de l'air regardé comme corps vibrant, mais seulement sous celui de la part trop grande que l'on fait prendre dans les autres théories à l'abaissement et à l'élévation du larynx dans la formation de la voix. En effet, les personnes qui regardent le larynx comme un instrument à vent, surtout celles qui, comme je l'ai fait pendant long-temps, comparent l'appareil vocal à un trombone, disent, pour appuyer leur opinion, que dans cet instrument, et tous les autres dans lesquels l'air est le corps vibrant, les tons deviennent plus aigus à mesure que le tuyau se racourcit; de même l'élévation du larynx augmente la longueur du tuyau, et les tons changent en proportion; ils ajoutent encore que les tons baissent à mesure que le tube s'alonge et que le larynx descend de la même manière pour produire les tons bas. Quoique ces mouvemens du larynx soient évidens et incontestables, nous allons chercher à prouver qu'ils ne sont que des phénomènes accessoires dans l'émission des tons, et que les variations de capacité dont le tuyau est susceptible détermi-

nent moins par elles-mêmes les divers degrés d'é-
lévation de la voix qu'elles ne sont destinées à
correspondre à l'état de la glotte dans la production des sons plus ou moins graves. Le professeur
Meckel (1) est presque de cette dernière opinion
lorsqu'il dit : « Qu'à l'égard de la phonation, le
» larynx remonte dans les tons élevés, tant pour
» éloigner le cartilage thyroïde du cartilage cri-
» coïde et tendre en même temps ses ligamens,
» que pour éloigner et retenir la trachée-artère.
» Dans les tons bas, au contraire, il s'abaisse
» pour produire des changemens inverses. »

Un fait que j'ai observé bien souvent et que
tout le monde peut répéter, c'est qu'il est possible, avec un peu d'attention, de fixer son larynx
de manière qu'*après avoir pris la note la plus aiguë de la voix on puisse parvenir à passer subitement à la note la plus grave possible, non en
abaissant et en relâchant l'instrument vocal,
mais au contraire en contractant encore plus
fortement tous les muscles de l'appareil phonateur, de manière à faire monter encore plus haut*

---

(1) Manuel d'anatomie générale, descriptive et pathologique, tome III, pag. 499. 1825.

le larynx (1). C'est par un mécanisme semblable, qui n'a pas encore été observé ou plutôt signalé, que M. *Ivanoff*, chanteur russe attaché au théâtre italien de Paris, est parvenu à prendre le *sol* le plus profond. Nous croyons devoir rapporter ici l'observation curieuse qui a été recueillie chez cet excellent chanteur, par notre ami le docteur *Bennati*, médecin du théâtre italien, qui a publié des travaux estimés sur le sujet que nous traitons. Voilà l'observation telle que je l'ai lue dans un mémoire présenté à l'académie des Sciences par le médecin que je viens de citer :

« M. Ivanoff, âgé de vingt-trois ans, Russe de naissance, ténor-contraltino au théâtre italien, peut prendre, avec une voix de basse-taille particulière, le *sol* le plus profond, c'est à dire l'octave au dessous des voix de basses ordinaires. Le timbre de sa voix tient, pendant l'émission de cette note, de l'enrouement ou d'une voix factice qui ressemble à celle des ventriloques, et que je puis moi-même assez bien imiter pendant l'inspi-

---

(1) Le son qui résulte de ce mécanisme n'est pas pur, c'est une voix factice qui tient de l'enrouement. Avec un peu d'exercice, on pourrait se créer un troisième registre, comme le chanteur russe *Ivanoff*.

ration; mais chez moi, le mécanisme des organes vocaux s'opère de la façon ordinaire, tandis que chez M. Ivanoff le mouvement du larynx, de l'os hyoïde, joue un rôle tout à fait opposé (1).

« Voici ce que j'ai observé chez lui. Pendant l'émission des sons graves, le larynx est placé antérieurement et supérieurement, comme cela a lieu dans l'émission des sons aigus ordinaires, ce qui empêche de constater la position des bords supérieurs du cartilage thyroïde; les muscles génioglosse, basio-glosse, génio-hyoïdien, etc., ainsi que ceux des mâchoires, sont dans leur grande contraction.

« Il est à remarquer que, pendant l'émission des sons appartenant au diapason naturel du

-----

(1) Je suis étonné que M. *Bennati*, qui a fait une étude toute spéciale des organes vocaux, n'ait pas remarqué que tous ceux qui veulent dépasser les limites de leur voix, soit dans les notes graves, soit dans les notes aiguës, présentent le même phénomènes, dont le mécanisme est produit par les grands efforts et les contractions que l'on fait pour dépasser l'étendue ordinaire de la voix; ce fait, présenté comme une anomalie, n'est donc qu'une chose naturelle chez tous les hommes.

ténor-contraltino Ivanoff, le mécanisme est le même que celui qui a lieu ordinairement. Ainsi, par exemple, depuis le *ut* grave jusqu'à l'*ut* aigu au-dessus des lignes, le mécanisme de la voix s'opère dans l'état naturel ; mais dès que M. Ivanoff veut dépasser en bas les sons indiqués, chose qui lui est impossible pendant toute l'étendue d'une octave, c'est là que le phénomène en question a lieu.

» M. Bennati, ajoute, si l'on considère que ce chanteur appartenait à la chapelle de l'empereur de Russie, qui se compose en général de voix de basses-tailles très-remarquables, sous le rapport du timbre et de la gravité des sons, et dont plusieurs chantent à l'octave des basses ordinaires, forment une harmonie vraiment admirable, ne serait-il pas permis de croire que les efforts d'imitation faits par M. Ivanoff dans les premières années de sa vie ne soient entrés pour beaucoup dans les productions de l'anomalie que nous venons de signaler. » Je suis tout-à-fait de l'avis de M. Bennati à cet égard, et je pense que comme c'est toujours l'oreille qui forme la voix, c'est pour imiter les autres chanteurs russes, que M. Ivanoff a fait des efforts si grands qu'il était obligé de contracter tous les muscles du pharynx et du voile du palais, comme s'il avait voulu prendre une note aiguë du faucet. Lorsque le larynx était parvenu à son dernier point d'élévation forcée, les cordes vocales se relâchaient, et la glotte s'ouvrait encore plus que dans le plus grand abaissement du larynx. Ce n'est point une théorie que je donne ici, c'est un fait que tout le monde peut observer sur soi-même; je cherche moins à l'expliquer, qu'à le constater et à prouver que les mouvemens du larynx ne sont que des mouvemens accessoires à la formation des tons et destinés à faciliter le jeu des parties qui contribuent à tendre ou à relâcher les cordes vocales. En effet, lorsque le muscle sterno-thyroïdien se contracte pour abaisser le larynx, il ouvre et dilate par sa contraction le cartilage thyroïde, ce qui contribue à la production des sons graves par la dilatation de la glotte. De même le constricteur inférieur du pharynx qui, avec le thyroïdien, concourt à l'élévation de l'instrument vocal, resserre le thyroïde dont il embrasse les lames cartilagineuses ; ces lames du cartilage thyroïde rapprochent les lèvres de la glotte, en pressant les muscles crico-arythénoïdien latéraux et thyro-arythénoïdiens. En contribuant au rapprochement des lèvres de la glotte, le constricteur inférieur du pharynx concourt à la production des sons aigus, mais si le larynx était fixé invariablement, le resserrement ou le relâchement plus ou moins grand de la glotte produiraient seuls tous les tons de la voix humaine.

Il est facile de concevoir, d'après ce que je viens de dire, que je ne partage pas l'avis des physiologistes qui veulent que les variations de capacité et de longueur du tuyau vocal aient une grande influence sur la production des sons. Je suis loin de croire que ces variations ne soient pour rien dans l'émission de la voix ; seulement je pense qu'elles n'influent généralement que sur le timbre et la force des sons, mais qu'elles ne participent nullement à la production des tons qui, comme j'essaierai de le prouver, sont entièrement formés par la glotte. En effet, la longueur du canal vocal ne varie pas assez pour rendre raison des tons nombreux et variés que produit la voix humaine et qui embrassent quelquefois trois octaves ou quarante-huit demi-tons ; le larynx, qui ne peut se déplacer le plus souvent que d'un pouce, ne raccourcit par conséquent le tube phonateur que d'un cinquième, ce qui devrait donner seulement la tierce majeure au dessous du premier ton, et non la double ou la triple octave. *Cuvier* dit que ces octaves aiguës ne sont que les harmoniques des octaves basses ; pour admettre cette opinion , il faudrait, ce qui n'est pas, que le larynx n'ait pas changé de position pour produire les notes aiguës. Les mouvemens des lèvres et de la langue ne peuvent pas mieux faire varier le ton de la voix ; car le chant articulé serait très difficile et exigerait, pour être produit, que le larynx changeât de place pour chaque syllabe différente. D'ailleurs en fermant la bouche on devrait changer le ton ; cependant il n'en est pas ainsi, et le *son seul* est modifié en devenant plus sourd. Enfin en bouchant les narines et en adaptant à l'orifice buccal un long tube et même un instrument appelé porte-voix, on devrait augmenter la gravité du son, tandis qu'on ne fait que le rendre plus sonore et plus intense. Il résulte de toutes ces considérations que j'ai été naturellement amené à douter de l'excellence des opinions des physiologistes qui se contredisent le plus souvent, et que je ne conçois pas pourquoi on a toujours eu la fureur de comparer le mécanisme du larynx à celui de différens instrumens de musique ; il me semble au contraire qu'il est plus naturel de comparer ces derniers au larynx qui est le plus ancien et le plus harmonieux de tous les instrumens. Je dis donc que le larynx ne ressemble qu'à un larynx, et que l'organe admirable de la voix est un instrument à vent *sui generis* inimitable par l'art, et dont le mécanisme vivant ne peut se comparer à celui d'aucun autre, parce que les principes de l'organisme animal ne pourraient jamais être communiqués à un instrument mécanique, et que l'homme n'aura jamais à sa disposition les élémens de l'action vitale.

Mais, me dira-t-on, puisque vous n'admettez pas les théories des physiologistes, quelle explication donnerez-vous de la formation de la voix?

D'abord je répondrai que je n'ai pas les prétentions de donner des explications plus mathématiques que celles des autres, mais seulement que la glotte est l'instrument qui produit les sons ou plutôt que c'est l'air chassé des poumons qui, sous l'influence de la volonté, en se brisant contre les lèvres de la glotte produit des ondulations sonores qui sont modifiées par le pharynx, la langue, les lèvres, les fosses nasales, enfin par tout l'appareil vocal. Selon moi, on peut concevoir la formation du son vocal, sans avoir besoin de cordes sonores ou des anches vibrantes, et la production de la voix et ses différentes modifications peuvent très bien être le résultat de l'on-

verture plus ou moins grande de la glotte, déter-
minée par les contractions ou le relâchement de
ses lèvres. D'ailleurs personne n'ignore que la
seule constriction des lèvres exprime par le sifflement des sons variés et même harmonieux, et
que l'air et différens gaz peuvent être chassés
du corps des animaux avec certaines modulations,
par des ouvertures où on n'a jamais soupçonné, que
je sache encore, une *anche* ou des *cordes vocales*.

Les oscillations dont les lèvres sont le siége
dans l'action de jouer du cor, peuvent également
nous aider à prouver que les bords musculaires
d'une ouverture animée peuvent vibrer par suite
des contractions auxquelles ces bords se livrent,
surtout lorsque ces vibrations sont excitées par un
courant d'air qui seul est la matière et le producteur du son. On va peut-être me demander si je
n'admets pas les vibrations de la glotte comme
productrices du son vocal, comment j'explique-
rai les vibrations des muscles thyro-arythénoïdiens que l'on sent en portant la main sur cette
partie saillante et externe d'un cartilage thyroïde qui a reçu le nom vulgaire de *pomme d'A-
dam;* on me dira aussi probablement que puisque la nature a voulu que ces vibrations aient

lieu, elles doivent nécessairement avoir un but d'utilité.

Pour répondre en même temps à ces deux objéctions, je dirai que c'est l'air qui par son passage plus ou moins rapide à travers la glotte fait vibrer les cordes vocales, comme il fait vibrer pendant la parole, toutes les autres parties de l'appareil phonateur, surtout les cavités nasales et leurs cartilages (1). Ces vibrations de la glotte et des autres organes vocaux font éprouver à la voix, par un alongement et raccourcissement successifs des fibres musculaires, les espèces d'ondulations sonores qui ont pour but de la rendre plus douce et plus harmonieuse, et qui lui donnent un son flûté dans le genre de celui que nos célèbres violonistes tirent de leurs instrumens, par une espèce de tremblement qu'ils communiquent aux cordes en appuyant avec le bout du doigt plus ou moins sur elles.

Le mécanisme de l'instrument vocal, quoique encore couvert d'un voile impénétrable, peut donc être compris tel que je le conçois sans avoir

---

(1) On peut bien s'assurer de ces vibrations, en portant les doigts sur les ailes du nez; elles seront de cette manière très manifestes.

de le comparer aux autres instrumens de musique : d'ailleurs ces instrumens qui n'ont été créés que pour imiter ou soutenir la voix sont bien loin non seulement d'avoir des sons aussi beaux et aussi mélodieux, mais encore de réunir au même degré de perfection les conditions les plus favorables à la production des sons, tant sous le rapport du timbre que sous celui de l'harmonie. C'est probablement pour cette raison que les instrumens qui approchent le plus de la voix humaine ont une expression plus touchante et vont plus directement à l'ame (1), et l'art ne parviendra jamais à faire aussi bien que la nature en imitant un organe admirable par sa grande simplicité et animé par un principe qui sans doute sera toujours inconnu. L'organe vocal est donc le plus bel instrument, puisque l'homme peut par l'exercice maîtriser à son gré sa voix selon les règles du goût et de l'harmonie, et produire des sons enchanteurs qui nous font éprouver les jouissances les plus pures et les sensations les plus délicates.

---

(1) Il n'est rien au monde de plus effrayant que les cris d'un homme en grand danger. Chaque fois que j'ai entendu ces cris horribles, ils ont retenti long-temps dans mon cœur.

Au reste je dois convenir que ceux qui feront encore des recherches sur cette matière, seront rarement d'accord entre eux, parce que l'organe de la voix humaine ne produit pas de la même manière tous les tons qui lui sont propres. La voix sonore du chant et de la parole qui, dans une salle de spectacle, se fait entendre à deux mille personnes à la fois, la voix basse avec laquelle nous chantons dans un appartement fermé, enfin cette voix aiguë qui a reçu dans notre langue le nom de *faucet*; toutes ces voix, dis-je, doivent dépendre de mécanisme différent, c'est ce que nous allons examiner dans le chapitre suivant.

DU FAUCET

OU

VOIX PHARYNGIENNE.

Varia ista et subtilis corporis
humani compositio....

BACON. *De Dignitate scientiarum*, lib. IV, cap. 2

D'après ce que nous venons d'exposer, on voit que nous avons cherché à démontrer que la glotte était l'organe essentiellement formateur de la voix, et que les diverses variations dont le tube vocal est susceptible, n'avaient pas pour but de rendre les sons plus graves ou plus aigus, mais seulement de les rendre plus ou moins intenses et plus ou moins éclatans, selon la forme que prend le tube vocal. Mais si dans la plus grande étendue de l'échelle musicale, la glotte est l'organe générateur des sons, il n'en est pas ainsi, selon nous, lorsque le larynx est parvenu à son plus haut point d'ascension ; alors le diapason de la voix naturelle est poussé au delà de sa portée, et le chanteur est obligé d'avoir recours à une autre espèce de voix dépendante d'un mécanisme particulier. Le point de départ de cette nouvelle série de sons se trouve fixé après la dernière note du premier registre, c'est à dire à la première du second, et peut être portée souvent à l'octave de cette note, plus ou moins loin, selon les individus.

C'est à la réunion des sons qui constituent ce second registre, qu'on a donné le nom de *voix de tête*, ou de *faucet* (1), pour la distinguer de la

____

(1) On sera peut-être étonné de voir le mot *faucet* écrit par un *c* au lieu de *fausset* avec deux *ss* ; mais comme je n'admets pas l'étymologie des lexicographes, qui écrivent *fausset* comme venant de *faux*, opposé de *juste*, et que j'ai préféré, comme plus rationelle, et plus conforme à mes idées, l'étymologie du latin *fauces, faucium*, la gorge, le gosier. C'est avec intention que j'ai changé l'orthographe. J'ai, du reste, pour appuyer mon opinion, celle de *J.-J. Rousseau*, qui, comme je le fais après lui, n'attachait aucune idée de *faux* aux sons aigus de la voix.

voix de poitrine ou du premier registre, que nous désignons sous le nom de *voix laryngienne*, comme étant formée par le larynx seul.

Mais, me dira-t-on, si vous admettez un nouveau mécanisme pour la formation des sons dans le chant haut, c'est à dire, lorsque le larynx est porté le plus haut possible, quel est donc l'organe qui y participe le plus ? Pour répondre à cette question, je dirai que les notes aiguës dépendantes de ce qu'on appelle le *faucet*, sont dues au travail presque exclusif ou plutôt à la contraction forcée de la partie supérieure de l'appareil vocal. Pour mieux faire comprendre nos idées, enseignons d'abord ce qui se passe lorsque le larynx est porté en haut et que la glotte est parvenue à donner la note la plus haute dont elle est susceptible. Alors élevé au moyen des contractions des muscles *thyro-hyoïdien*, *génio-hyoïdien*, *mylo-hyoïdien*, *stylo-hyoïdien*, les *digastriques*, les *génio-glosses* et *hyo-glosses*, et enfin les *constricteurs inférieurs du pharynx* ; l'instrument vocal se fixe et se restreint par l'action des muscles *hyo-thyroïdien*, latéraux, *hyo-arythénoïdiens, obliques et transverses*, et les *thyro-aryténoïdiens inférieurs et supérieurs* ; en même temps le pharynx se contracte et se resserre, le voile du palais se tend forte-

ment et s'élève de manière à boucher complètement les orifices postérieurs des sinus nasaux ; la
luette se raccourcit au point de s'effacer dans les
notes les plus hautes, la langue se contracte et
s'élève à sa base par la contraction du glosso-
staphylin, les piliers se rapprochent et se dessi-
nent fortement ; les amygdales se tuméfient et font
une saillie considérable, l'isthme du gosier se resserre ; enfin le son vocal ne sort plus en partie par le
nez (1), mais retentit dans la bouche après avoir
été produit par l'air qui est venu par un filet délié
se briser contre une nouvelle glotte formée par le
voile du palais (2), la base de la langue et tous les

----

(1) C'est pour cette raison que les femmes en général, les
ténors et les soprani, sont moins facilement compris lorsqu'ils
chantent des paroles, que les barytons et les basses. Il est
presque impossible aux voix aiguës de prononcer purement
les sons nasaux, surtout dans les notes élevées du faucet ;
ainsi pour dire *main*, *matin*, ils disent *ma mata*. On concevra
facilement cette particularité en songeant que pour articuler
les syllabes nasales, l'air doit sortir par le nez ; mais comme
dans le faucet le voile du palais s'oppose à cela, la syllabe *in*
doit nécessairement prendre le son de *a*, de même que le son
a, prend à son tour celui de *in*, lorsqu'on veut le prononcer
la bouche fermée.

(2) Ne pourrait-on pas admettre que toutes les parties du

organes contractés et rapprochés, que nous venons d'indiquer. C'est surtout la forme du tuyau vocal qui paraît le plus changer ; en effet, dans la *voix laryngienne* le tuyau a deux orifices externes, le nez et la bouche. Il est recourbé supérieurement, tandis que dans le *faucet*, il n'a qu'un orifice et a une direction verticale et droite, favorisée par l'élévation du larynx et la tête renversée en arrière, ce qui facilite le resserrement des organes et empêche que le son ne sorte par les sinus des fosses nasales. Enfin dans la voix du premier registre, la cavité bucco-pharyngienne forme deux cônes creux dont les bases tournées vers la glotte, se confondent et dont les

---

pharynx qui contribuent à former cette nouvelle glotte, sont susceptibles de produire des vibrations, comme les cordes vocales ? C'est tout à fait mon opinion, et je pense que l'on peut comparer ces vibrations aux vibrations labiales que produisent les lèvres, lorsqu'en formant avec elle une espèce de sphincter et une ouverture pour donner passage à l'air qui se brise sur les bords, on veut imiter certains bruits et certains sons tels que le bruit d'une roue qui tourne, celui qui est produit par les ailes d'une grosse mouche ou d'un papillon, enfin le son du cor et du basson, ou le râclement d'un archet sur un violoncelle, etc.

deux sommets séparés, sont antérieurs ; au contraire, dans la voix du second registre, la bouche et le pharynx ne forment qu'un cône à sommet postérieur et à base antérieure.

Pendant le mécanisme du *faucet*, le larynx, ou
plutôt la glotte, ne vibre plus d'une manière apparente, son usage alors est de rétrécir considérablement l'orifice par où s'échappe le petit filet
d'air qui, avec celui qui se trouve déjà dans la
bouche, suffit pour les sons du *faucet*. Pour faire
mieux comprendre cette idée, et surtout prouver
que l'on peut quelquefois parler sans le concours
du larynx, je vais rapporter des faits, entre autres le suivant, qui m'a été communiqué par le
docteur Deleau, et que j'ai répété après lui. Cet
ingénieux médecin à qui la science doit plusieurs
travaux importans sur les maladies de l'oreille,
adressa en 1829 à l'académie des Sciences la
lettre suivante, où il disait : « Introduisez par une
narine, jusque dans le pharynx, une sonde creuse
qui laisse passer un courant d'air comprimé dans
un réservoir d'une capacité moyenne ; aussitôt
que vous sentirez la colonne d'air frapper les parois, suspendez l'acte de la respiration et mettez
en mouvement les organes de la parole comme
si vous agissiez sur l'air des poumons ; vous par-

lerez à voix basse; vous ferez entendre distinctement tous les élémens de la parole aphonique.
Craignant de m'abuser sur la faculté d'interrom-
pre l'action de la poitrine, pendant que je faisais
jouer les organes de la parole, je me mis à parler
à voix haute, le courant d'air établi par le nez
était dans toute sa force; à l'instant deux paroles
se firent entendre d'une manière si distincte et si
pure, que les personnes qui assistaient à l'expérience crurent ouïr deux individus qui répétaient
les mêmes phrases.

« Il est donc bien constaté par cette expérience
que le larynx n'est pour rien dans la parole aphonique. »(1)

Frappé par une expérience aussi concluante,
j'essayai sur moi-même si je ne pourrais pas produire en même temps deux sons vocaux de mécanisme différent, c'est à dire une note du *larynx*
et une du *faucet.* Je suis parvenu assez facilement
à ce résultat en prenant en même temps une note

---

(1) Voyez au chapitre des fistules aériennes, deux obser-
vations qui viennent à l'appui de la belle expérience de
M. *Deleau.* L'une est rapportée par M. *Bégin*, et l'autre par
M. *Rainaud*, deuxième chirurgien en chef de la marine de
Toulon.

grave par une forte vibration de la glotte, et son octave avec le *faucet*. On entend donc distinctement deux notes ; quoiqu'elles n'aient pas un son bien pur, et qu'elles tiennent de l'enrouement, elles forment une espèce d'accord qui, je crois avec l'expérience de M. *Deleau*, prouve que le larynx n'est pas toujours l'organe producteur de la voix et que le voile du palais, la luette et les organes de l'isthme du gosier forment par leur contraction forcée une autre espèce d'instrument vocal qui ne dépend pas du larynx, si ce n'est par l'air que ce dernier lui fournit.

Je m'attends à ce que cette théorie sera vivement attaquée ; mais comme elle a quelque analogie avec celle de M. le professeur *Gerdy*, et de MM. *Malgaigne* et *Bennati*, les attaques dirigées contre moi me sembleront moins vives, et je me croirai plus fort pour y répondre, n'étant pas seul de mon côté.

D'ailleurs le mot *faucet*, qui vient comme je l'ai déjà dit après J. J. Rousseau, du latin *fauces*, la gorge, et non de *falsus*, *faux*, semble indiquer que les anciens avaient déjà une idée de la formation des sons aigus, et qu'ils le croyaient produits par un mécanisme particulier des parties supérieures du tuyau vocal. *Ferrein*, après avoir placé l'organe de la voix dans les *cordes vocales* considérées comme cordes, ajoute (1) : « Je me crois obligé de faire une restriction à laquelle on ne s'attend pas, c'est que les cordes vocales ne sont pas les organes de toutes les espèces de voix. Tels sont une certaine voix du gosier et un faucet de même nature. »

« Ils se servent d'un nouvel organe que j'ai découvert et dont j'ai eu soin de constater l'existence;... ce sont des faits qui seront éclaircis dans un autre mémoire. » Quoique Ferrein ait vécu encore long-temps après sa prétendue découverte, il n'a rien publié depuis qui ait rapport à ce mémoire, qu'il promettait, et l'on est réduit à des conjectures sur ce qu'il devait contenir. Haller (2) suppose qu'il voulait parler du voile du palais : *Quin aliquæ non litteræ solæ, sed etiam voces per guttur edantur et quin earum modulatio aliqua per palatum mobile aut proprias ad linguam adductum , aut vicissim remotius exerceatur. Dubium quidem non videtur esse illud peculiare vocis*

---

(1) Mémoire de l'académie des Sciences. 1741, pag. 429.
(2) *Physiol.*, *lib. IX*, *sect.* 3, parag. 13.

organum quod se descripturum promisit Ferrinius, etc.

Un auteur allemand dit également quelques mots sur la voix de *faucet* qu'il appelle *vox substricta*, et la voix de poitrine, *vox plena*. Cet auteur qui est M. *Helwag* de Tubingue, dit seulement : *Ad substrictam vocem uvula contrahitur, ad plenam non mutatur* (1).

D'après ce que nous venons de dire, on peut voir que nous ne sommes pas le premier qui ayons parlé d'un autre mécanisme que celui dépendant des muscles du larynx pour la formation de la voix de faucet; mais comme nous ne partageons pas les opinions des autres physiologistes à cet égard, nous allons faire connaître en quoi elles diffèrent des nôtres.

D'abord pour ce qui concerne *Ferrein* et le docteur *Helwag*, nous croyons devoir ne plus en parler, puisqu'ils n'ont fait qu'entrevoir un autre mécanisme vocal pour les notes aiguës, sans rien dire de plus que ce que nous venons de citer.

La théorie de M. *Bennati* diffère de la nôtre sous plusieurs rapports : d'abord ce médecin dit

____

(1) *Dissert. inaug. de formatione loquelæ*. Tubingue, 1784.

que les sons aigus ne sont pas produits par les contractions des muscles du voile du palais et de l'ishtme du gosier, mais *qu'ainsi que tous les physiciens et les physiologistes qui se sont occupés de la voix, il admet que la formation des sons sur-laryngiens s'effectuent comme tous les autres dans le larynx, mais qu'ils sont seulement modifiés par la partie supérieure du tuyau vocal.* Nous au contraire nous disons que la glotte n'est pour rien dans leur formation et qu'ils sont produits par une autre espèce de glotte supérieure formée par l'élévation du larynx et la contraction des muscles du pharynx, du voile du palais, de la base de la langue, etc., c'est à dire par la contraction des *péri-staphylins internes, péri-staphylins externes, palato-staphylins, glosso-staphylins, pharyngo-staphylins, stylo-glosse, stylo-pharyngien, mylo-hyoïdien, genio-hyoïdien,* enfin du *palato-pharyngien et glosso-pharyngien.* On voit que M. *Bennati* fait jouer encore un grand rôle au larynx pendant les sons qu'il appelle *sus-laryngiens* tandis que nous le regardons seulement comme une continuation de la trachée, et ne jouant alors que le rôle d'un *porte-vent* et d'un point d'appui qui contribue, par son resserrement et la contraction de ses muscles, à former dans l'isthme du gosier la nouvelle glotte supérieure dont nous venons de parler.

Les organes dont le rapprochement simultané forme la nouvelle glotte génératrice des sons aigus sont 1° inférieurement le sommet du larynx et la base de la langue, à qui M. *Bennati* assigne selon moi des fonctions d'une trop grande importance dans le chant, 2° le pharynx ou la paroi postérieure, 3° les piliers et les amygdales sur les côtés, 4° enfin le voile du palais et la luette qui empêchent par leur élévation que l'air ne sorte par les fosses nasales comme dans la voix de poitrine (1). Lorsque toutes ces parties se sont rapprochées par la contraction des muscles, la cavité *bucco-pharyngienne* forme un cône dont la base correspond à l'ouverture de la bouche.

______

(1) Lorsque dans la voix de poitrine et pendant l'articulation des mots, l'air ne sort pas par les sinus nasaux, la voix est sourde et nasillarde ; dans le *faucet*, au contraire, l'air ne doit sortir que par la bouche. Aussi les personnes qui ont une voix nasonnée et désagréable dans les sons du médium et les notes basses, font-elles entendre des sons flûtés et harmonieux, en prenant le *faucet*. Une des plus spirituelles actrices de Paris, attachée au théâtre du Palais-Royal, mademoiselle D***, nous offre un exemple frappant de cette observation.

Je ne partage pas également l'avis de M. *Bennati*, lorsqu'il dit que la fixation de l'os hyoïde et de la base de la langue est indispensable pour la formation de tous les sons aigus ou sur-laryngiens; on pourrait concevoir cette fixation obligée pour la production des sons s'il ne s'agissait que du chant modulé; mais dans le chant parlé, cette théorie est inadmissible, car la base de la langue ainsi que tout l'organe, est forcé de faire un grand nombre de mouvemens pour l'articulation des mots.

MM. *Gerdy* et *Malgaigne* ont décrit seulement avec beaucoup d'exactitude les mouvemens du voile du palais et des organes de la partie supérieure du tube vocal, mais ils n'ont pas dit que ces mouvemens avaient pour but la formation des notes qui composent le second registre, et que leur rapprochement donnait naissance à un autre instrument, seul générateur des sons aigus, sans la participation de la vraie glotte. La première ne se forme que lorsque la seconde a épuisé toutes ses notes et produit son plus haut diapason.

A la simple inspection des organes vocaux, il est facile de reconnaître le genre de voix de chaque individu; les différences de conformation et surtout de capacité de ces organes sont tellement sensibles qu'il n'est presque pas possible de se tromper à cet égard.

Les chanteurs à voix étendue, surtout dans les notes hautes, tels que les soprani et les ténors, ont les parties supérieures de l'appareil vocal beaucoup plus développées et plus mobiles que les basses-tailles. Chez ces derniers, le larynx est beaucoup plus grand et descend presque jusqu'au milieu du cou; la saillie antérieure du cartilage thyroïde (pomme d'Adam) est plus prononcée; le nez est plus alongé, les sinus nasaux sont plus vastes, peut-être parce que l'air les traverse constamment (1) les épaules et la poitrine plus larges; mais la bouche au contraire est plus petite, le voile du palais plus épais et moins grand, la luette moins saillante et moins mobile; enfin toutes les parties qui constituent le gosier proprement dit, sont en général plus rétrécies. Chez les ténors, les soprani, la figure est plus petite, quoique

____

(1) Dans la voix des soprani, l'air ne sort par les fosses nasales que pour quelques notes de leur premier registre; chez les basses, au contraire, il sort toujours en grande partie par le nez, puisque les personnes qui ont la voix très grave ne peuvent que rarement prendre le fausset.

l'arrière-bouche soit plus grande ; le larynx monte sous la mâchoire inférieure, les narines sont quelquefois si étroites, qu'elles permettent à peine le passage de l'air, mais la luette est développée et très contractile, le voile du palais plus grand et plus mince et la langue est à proportion plus grosse et plus large. Ce qui fait peut-être que ces organes sont plus développés chez les soprani, c'est que les chanteurs de ce genre de voix, exercent plus souvent la partie supérieure du tube vocal ; aussi ces parties ne sont-elles jamais plus fatiguées qu'après les rôles qui sont écrits pour être chantés dans des notes hautes du second registre, qui exigent que l'on prenne le *faucet*. Cette fatigue que les chanteurs soprani éprouvent, ne s'étend que rarement au de là des limites du sommet du tuyau vocal, et si on venait à l'augmenter par un exercice trop prolongé, on pourrait déterminer une pharyngite, mais l'inflammation qui s'étend quelquefois jusqu'au larynx et même à la trachée, ne parviendrait presque jamais aux bronches et aux poumons. Au contraire, chez les basses-tailles et les autres chanteurs dont la voix est presque toute du premier registre, la fatigue se fait principalement sentir dans le larynx et dans les organes de la partie inférieure de l'ap-

pareil vocal, tel que les poumons, les plèvres, et
toutes les régions pectorales et diaphragmatiques;
ce qui fait que les inflammations de la trachée
et des bronches et la péripneumonie ne sont pas
rares chez ceux qui chantent presque exclusivement des rôles écrits dans le premier registre,
quoiqu'on se fatigue moins vite en chantant dans
les tons graves que dans les notes aiguës.

Les maladies des organes vocaux et respiratoires ne sont pas les seules auxquelles sont
exposés les chanteurs; et nous allons encore signaler divers accidens que l'on remarque plus
particulièrement chez les uns que chez les autres,
et qui diffèrent tellement entre eux, qu'ils demandent une attention particulière. Les voix du
premier registre, surtout les basses, relâchent les
muscles du bas-ventre et le péritoine; de là les
dispositions aux hernies et à l'obésité ventrale
que contractent les chanteurs de ce genre. *Ramazzini*, *Falloppe* et *Mercurialis*, attribuent surtout à cette cause le grand nombre de hernies abdominales qu'on observait parmi les moines qui
chantaient dans les églises, avec des voix graves,
pendant une grande partie de la journée. Les voix
aiguës portent le sang vers les parties supérieures
et disposent aux congestions cérébrales. En effet,

si l'on examine une personne qui soutient un son *en faucet*, on observe que la face est rouge et vultueuse, que les muscles de la figure sont fortement contractés; que les vaisseaux du cou et du front sont gonflés et très apparens : enfin, on remarque encore que les yeux sont injectés, fixes et brillans. Les cantatrices, les ténors et les soprani sont très sujets, par l'exercice du chant dans les notes hautes, aux vertiges, aux migraines, aux hémorrhagies nasales, aux tintemens d'oreilles, aux pulsations fortes des artères temporales, et souvent même à différentes affections nerveuses, ainsi que *Ramazzini* (1) dit l'avoir observé.

L'exercice du chant trop prolongé fatigue beaucoup plus que celui de la parole, quoique celle-ci demande le concours d'un bien plus grand nombre d'organes. En effet, le chant exige l'action la plus précise et la plus soutenue, du larynx, qui se trouve d'un côté, bientôt desséché par le courant d'air rapide et continuel qui le traverse; tandis que d'autre part, les poumons largement dilatés par ce fluide, le retiennent plus ou moins long-temps contre l'ordinaire, de leur

----

(1) **Maladies des artistes.**

fonction naturelle et du mécanisme de la respiration. Comme l'air destiné à l'instrument générateur de la voix doit être chassé des poumons,
sans interruption, sa sortie est toujours très lente
et prolongée; et c'est, selon moi, une des choses
les plus importantes et les plus difficiles, pour
un chanteur, de savoir renouveler, sans inter-
rompre le son, sa provision d'air épuisée, en faisant une inspiration, au moment même où la
mesure marque le repos naturel de la phrase musicale.

Il résulte des différens phénomènes que nous
venons de signaler dans le chant, que la glotte et
tout le larynx, se fatiguent par les contractions
et les vibrations fréquentes et prolongées des
muscles qui les font mouvoir; la bouche et le
gosier se sèchent et s'irritent; l'acte de la respiration modifié dans son mode d'action, lasse
bientôt les organes inspiratoires, et le retard ap-
porté dans le renouvellement de l'air dans les
poumons, fait languir l'oxigénation du sang et
l'action chimique de cette fonction. La circulation,
si intimement liée aux mouvemens des organes
de la respiration, ne tarde pas à s'embarrasser; le
sang séjourne dans l'artère pulmonaire; tout le
système veineux fonctionne mal; les jugulaires se

gonflent, et les veines cérébrales gorgées', bientôt par le sang, sont distendues par ce fluide. Ce
désordre de la respiration et de la circulation pulmonaire, fait souvent éprouver sa mauvaise influence dans les viscères abdominaux, dont les
mouvemens naturels sont ralentis, parce qu'ils
restent, pendant toute la durée de l'inspiration,
dans un état de gêne et de compression, qui est
surtout pénible pour l'estomac; principalement
après les repas, lorsque ce viscère est encore distendu par les alimens.

Tous ces désordres des fonctions circulatoires
et respiratoires que nous venons de signaler ne
deviennent bien sensibles que lorsque le chant
se prolonge outre mesure, ou qu'on chante en
faisant de grands efforts, surtout dans un registre différent que celui qui est naturel à la voix.
C'est alors, que les enrouemens, et même les
aphonies complètes se manifestent, et que les
sons vocaux perdent tout leur éclat, leur douceur et leur harmonie. On éprouve, en même
temps, un sentiment de chaleur dans la poitrine,
et une espèce de sécheresse et de fatigue dans le
gosier; la respiration se trouve activée, les pulsations artérielles sont plus fréquentes, et il existe
à la gorge une espèce de constriction, qui est

rendue plus pénible par une soif continuelle. Souvent aussi, la perspiration cutanée est généralement augmentée, et tout le système capillaire de la peau, plus particulièrement celui de la face, se trouve injecté par le sang; enfin cet état de fatigue et ce désordre des fonctions pourraient avoir des suites encore plus fâcheuses, si un repos prolongé et des soins bien dirigés ne venaient bientôt rétablir l'harmonie et la santé.

La plupart des résultats fâcheux que nous venons de signaler sont considérablement diminués par l'heureux effet que donne une grande habitude de chanter ; ils sont même souvent en grande partie rachetés par plusieurs avantages que l'on trouve dans l'exercice du chant. Le premier de ces avantages est de mieux développer la poitrine et de fortifier les organes vocaux et respiratoires, en même temps que notre économie animale éprouve les heureux effets qui dérivent d'un exercice rempli de charme et qui exerce sa douce influence sur nos sentimens et sur nos idées.

Le but le plus naturel du chant est d'exprimer le plaisir et la joie, et c'est avec raison que *Grétry* a dit que le chant est pour l'homme le signe de son parfait bien-être et de sa liberté ; partout l'homme heureux chante, et manifeste ainsi le sentiment vif du bonheur qu'iléprouve.

Le charme qui accompagne toujours le chant devrait suffire pour indiquer combien les personnes qui s'y livrent avec modération et discernement peuvent en retirer de nombreux avantages. Le premier de ces avantages qui consiste dans un mouvement salutaire imprimé à tout le corps doit être selon moi rapporté à la 'gymnastique et à l'hygiène ; envisagé comme exercice, le chant peut être utile dans une foule de circonstances, et sur tout éminemment capable de fortifier les organes thoraciques et vocaux. Uni à la musique, il'produit souvent de grands effets sur le système nerveux et peut devenir un agent thérapeutique dans une foule de maladies nerveuses. *Oribaze* (1) dans ses collections, donne des détails utiles et intéressans sur les bons effets du chant pour prévenir, guérir ou soulager un grand nombre de maladies, comme celles des poumons , les mauvaises digestions, les goûts dépravés des femmes enceintes ou chlorotiques. *Plutarque* (2)

---

(1) Liv. VI , *cap*. 8, 9 , 10.

(2) Galen. *De tuendâ sanitate* , *lib*. *II* , *cap*. 2. Aetius, *lib*. *III* , *cap*. 5. Paul OEgineta , liv. I , *cap*. 19.

pense que l'exercice de la voix peut contribuer à la santé du corps.

Celse (1) vante son utilité dans les faiblesses d'estomac. *Celius Aurelianus* (2) contre les douleurs de tête, la manie, le catarrhe.

L'exercice modéré du chant peut être également avantageux dans les affections dont l'imagination est surtout fortement occupée, telle que les gastralgies et les gastro-entéralgies; en servant de distraction et en dissipant l'idée de la maladie, on la fera disparaître en partie. Un grand nombre de faits prouve que le chant joint à la musique est de même très favorable dans certaines épidémies, surtout comme moyen prophylactique, et l'observation que nous venons de faire pendant l'épidémie du choléra, nous prouve que les personnes qui s'occupent de chant et de musique n'ont été que rarement atteintes de ce terrible fléau (3). *Hippo-*

----

(1) Cap. *de Sanitate præc.*

(2) Liv. I, morb. chron., cap. V, lib. 2.

(3) Dans les épidémies et dans les autres fléaux de cette espèce, tels que le choléra et la peste, qui désolent toute une contrée, il y a beaucoup de personnes qui périssent victimes de la frayeur plutôt que de la maladie. Le raisonnement et l'ob-

crate et d'autres médecins de l'antiquité ont également conseillé l'usage du chant ; mais ainsi que les auteurs modernes, ils ne sont pas bien fixés sur les cas qui le réclament. Nous croyons toutefois que l'exercice modéré du chant, de la parole et de la déclamation peuvent convenir aux personnes peu actives qui ont naturellement la voix voilée et rauque, et dont les poumons, bien conformés d'ailleurs, manquent de ton et d'énergie et sont par cela même plus exposés à une sorte d'enrouement ou d'embarras muqueux.

Le chant était en grand honneur chez les anciens, et les Grecs en particulier l'employaient à l'enseignement de la morale. *Barthélemy* rapporte que la jeunesse, accoutumée de bonne heure à

servation prouvent également combien le chant leur serait utile, puisqu'il a toujours la propriété de dissiper la peur. Il arrive souvent alors que l'ame, constamment occupée par la crainte du mal, l'appelle pour ainsi dire et le fait naître. *Diemerbroëk* dans son Traité sur la peste, p. 286, 232, 252, cite plusieurs observations de pestes guéries par le chant et la musique. *Pigray* , qui dit que la tristesse et la peur sont les alimens de la peste, cite aussi plusieurs observations de ce genre. *Desault* également, indique le chant comme avantageux dans le traitement de la rage et de la phthisie. (*Méthode pour préserver de la rage.*)

chanter, trouvait dans cet exercice l'amour du bien et l'idée de la vraie vertu. Leurs chants, tour à tour patriotiques et guerriers, mélancoliques et voluptueux, les attachaient à la patrie, les portaient aux combats et les disposaient aux douceurs de la paix et aux plaisirs de l'amour.

Quoique chez nous le chant soit moins en honneur, il plaît toujours encore à tous les hommes, et l'on voit s'y exercer avec un égal plaisir le berger et le soldat, l'homme du peuple et le grand seigneur. Uni à la musique, il fait le plus bel ornement de nos grandes réunions et de nos théâtrés, et il fournit dans nos églises les accens les plus vrais et les plus touchans que nous inspirent la piété, la douleur, la reconnaissance, ou le respect. Qui n'a pas senti son ame s'élever vers Dieu par des hymnes saints ? et quel est celui dont les yeux ne sont pas mouillés de larmes et le cœur n'a pas été ému en entendant des chants funèbres et religieux ?

Avant de terminer ce que j'avais à dire sur la voix, je crois devoir ajouter encore quelques mots sur la mue de cet organe vers l'âge de la puberté. A cette époque il s'opère chez l'homme une grande révolution et le timbre vocal est complètement changé, car la voix chez les garçons surtout, perd ordinairement une octave. A cette époque critique, il faut prendre les plus grandes précautions pour que l'exercice du chant ne détermine pas un affaiblissement des organes vocaux dont le développement se trouverait arrêté. M. *Bennati* a donné dans son mémoire sur la voix, des préceptes excellens sur les précautions à prendre à l'époque de la puberté. Comme nous n'aurions rien à ajouter à ce qu'a dit sur ce sujet le médecin que nous venons de citer, nous allons rapporter ici ce que nous avons extrait de son mémoire :« Livré d'abord pour mon plaisir et par goût, dans un âge fort tendre, à l'étude du chant, je possédais une voix de soprano très caractérisée. A l'époque de la mue qui m'atteignit à quatorze ans, mon maître interrompit ses leçons pendant plusieurs mois ; après cet intervalle, il remarqua que ma voix avait baissé précisément d'une octave; mais s'apercevant que je touchais encore, quoique imparfaitement, quelques notes des plus aiguës (qu'il appelait *note di falseto*), il m'engagea à les exercer graduellement et sans effort, en me disant qu'elles finiraient par me procurer un second registre, qui, bien que distinct, s'unirait au premier, et accroîtrait de beaucoup mes ressources. »

« C'est à cette étude modérée que je dois le développement de l'organe qui maintenant peut marquer trois octaves. »

« Ces observationsne seront pas inutiles pour diriger les maîtres dans le chant, ainsi que les parens des enfans chez lesquels on trouve une prédisposition au développement de l'organe de la voix. Après avoir d'abord préparé. l'ouie de ces derniers à goûter la musique, qu'ils étudieront mécaniquement jusqu'à l'âge de sept ans environ, il convient, dès qu'on leur aura appris à ouvrir la bouche et à lui donner la forme la plus favorable à la projection du son, de leur faire exécuter posément et dans un mouvement très lent, non des gammes entières, ainsi que cela se pratique ordinairement, mais seulement les notes qu'ils font résonner sans effort. On doit prendre bien garde de ne pas prolonger cet exercice au delà d'un quart-d'heure ou d'une demi-heure au plus, chaque jour, selon la constitution des sujets, dans la crainte d'attaquer les moyens du soufflet ou le soufflet lui-même, c'est à dire le poumon et ses dépendances, ce qui pourrait amener encore plus facilement des résultats semblables à ceux que j'ai déjà signalés à l'occasion de l'exercice du chant pendant la mue.

« En suivant la marche que je viens d'indiquer,

ou dispose à se contracter spontanément, sous l'influence de la volonté, les muscles qui, parvenus à leur entier développement, n'auront que plus de flexibilité et de force.

« Cette souplesse et ce ressort sont précisément ce qui manque aux personnes qui se livrent tardivement à l'étude du chant; les muscles laissés jusque alors dans l'inaction vocalisante et modulatrice, opposent à la volonté d'autant plus de résistance et de raideur, qu'ils ont atteint leur entier développement. Peut-être ces remarques devraient-elles être prises en considération par les directeurs et maîtres des conservatoires de musique, à qui je ne doute pas d'ailleurs que la connaissance plus parfaite de l'appareil vocal, jointe à l'historique de la première éducation musicale des élèves, ne puisse être d'une très grande utilité, surtout pour discerner les sujets qui ont pour le chant une aptitude réelle. J'oserais presque affirmer que la disette de voix dont on se plaint avec raison depuis quinze ou vingt ans, a pour première cause la direction anti-rationelle qu'on donne à l'organe des enfans, chez lesquels on faisait très souvent avorter les plus heureuses dispositions organiques par des exercices non-seulement prématurés et au dessus de la portée vocale de l'individu, mais encore la plupart du temps contraires à la vocalisation, qui a une spécialité modulatrice tout à fait distincte de celle qui appartient à un instrument inorganique. »

D'après ce que nous venons de rapporter, nous pensons avec M. *Bennati* qu'il est de la plus haute importance de ne faire chanter aux jeunes élèves que des morceaux de musique qui soient tout à fait dans la portée de leur voix et qui ne les exposent pas par des efforts trop grands et trop prolongés à perdre les heureuses dispositions qu'ils peuvent avoir pour le chant. Si certaines compositions musicales ont pu altérer la voix et même faire perdre tous leurs moyens à des personnes dont la voix était formée, à plus forte raison la musique du même genre empêcherait-elle le développement des organes vocaux chez de jeunes sujets faibles et délicats.

Comme l'étude et l'exercice habituel du chant sont souvent suivis de dangers réels, je crois qu'il convient que j'indique ici quelles conditions on doit réunir pour que le chant soit toujours compatible avec le maintien de la santé; il ne suffit pas qu'un chanteur ait une voix pure et sonore, une oreille délicate, une intonation juste, il faut encore qu'il puisse joindre aux avantages que je viens de citer celui d'avoir une poitrine bien conformée, des poumons sains et amples, facilement contractiles et expansibles; son cou doit être bien proportionné, c'est à dire ni trop court, ni trop grêle.

Lors même qu'on réunirait toutes ces conditions, il faudrait, comme nous l'avons déjà dit, se tenir toujours dans la portée et le caractère de la voix, et avoir soin de chanter toujours avec modération, en évitant d'aller au delà de sa force. Si un chanteur qui exerce beaucoup son art veut conserver long-temps son organe, il doit éviter avec soin tout écart de régime et mener une vie des plus régulières. Le chant pour être facile et pur, exige que l'estomac ne soit que peu rempli d'alimens, et que le ventre, la poitrine et le cou n'éprouvent ni gêne ni compression. Si l'on ne présente pas la plupart des conditions que nous venons de signaler, l'exercice du chant peut avoir de fâcheux résultats : et l'on ferait donc bien de l'interdire aux personnes qui sont loin d'avoir l'heureuse conformation d'organes que doivent avoir les chanteurs. Les personnes délicates et nerveuses, dont la poitrine est étroite et irritable, les jeunes gens à peine formés, ceux qui sont disposés à la toux et qui s'enrhument facilement, enfin les convalescens, surtout ceux qui ont des tubercules pulmonaires, ceux-là dis-je, trouvent bientôt dans l'exercice prolongé du chant, la cause d'une maladie à laquelle ils succombent le plus souvent. En effet, presque toutes ces victimes de leur voix deviennent hémoptisiques, ou sont atteintes de phthysie pulmonaire ou laryngienne. Ces conseils que toutes les personnes qui se destinent au théâtre lyrique et que tous les professeurs de chant devraient ne jamais perdre de vue, seraient de la plus grande utilité, et contribueraient certainement à rendre bientôt moins rares les chanteurs à voix étendues et flexibles qui, souvent perdent tous leurs moyens par la direction peu rationelle que l'on suit dans leur éducation musicale et vocalisante.

D'après ce que nous venons de dire, on a pu voir que le jeu de chaque partie de l'organe vocal se trouvait sous la dépendance de la volonté et que nous pouvions à notre gré varier la force, le ton et le timbre de notre voix, de manière à produire des illusions vocales les plus extraordinaires et les plus variées. Par exemple en faisant agir plus particulièrement et d'une certaine manière, telle ou telle partie de l'appareil phonateur, nous parvenons à imiter parfaitement les cris des animaux, la voix des autres hommes et même les bruits les plus confus. Comme nous ne pouvons pas entrer ici dans de longs détails sur ce sujet, nous allons nous contenter de dire quelques mots sur cette illusion de la voix qu'on appelle *ventriloquie*, ou *engastrimysme*.

L'*engastrimysme*, du grec εν *dans*, γαςτηρ *ventre* et μυθος *parole*, ce qui voudrait dire : *parole du ventre*, est une espèce de voix sourde, tantôt lointaine, tantôt rapprochée, qui produit les illusions vocales les plus variées.

Les *engastrimysthes* ou *ventriloques* étaient autrefois regardés comme des possédés du démon, parce que les hommes ignorans et superstitieux ont toujours attribué à des causes surnaturelles tout ce qui dépassait leur intelligence ; mais aujourd'hui que les progrès des sciences ont en partie dissipé les ténèbres de la superstition et éclairé l'horizon de l'esprit humain, nous avons des idées plus exactes sur les ventriloques, et on est généralement d'accord sur ce point que cet art peut s'apprendre comme un autre, et que ses effets, en apparence magiques, sont dus à un ordre spécial d'action des organes vocaux.

Mais, me dira-t-on, quel est donc le mécanisme qui produit cette illusion particulière de la voix ?

Avant de donner mon opinion sur un sujet si peu étudié et si peu connu, je vais rappeler succinctement celles des physiologistes et des ventriloques qui se contredisent le plus souvent.

D'abord on a toujours cru et presque tous les gens du monde le croient encore, que la voix des ventriloques était produite dans le ventre, et c'est d'après cette idée qu'on a si mal à propos créé le nom de *ventriloquie*. *Rolandi* (1) disait que lorsque les deux feuillets, ordinairement unis de la duplicature du médiastin, restaient séparés, la voix semblait parvenir de la cavité pectorale et que les individus étaient ventriloques.

Amman, *Nollet* et *Haller* disaient que la voix des ventriloques se formait pendant l'inspiration.

En 1770 le baron *de Mengen*, colonel autrichien qui était engastrimysthe, donna l'explication suivante qu'il avait faite, disait-il, d'après lui-même : la langue se pressait contre les dents, et la joue gauche y circonscrivait une cavité dans laquelle la voix était produite avec de l'air tenu en réserve dans le gosier. Les sons prenaient alors

____

(1) *Aglosso-stomagraphia*, cap. 6, tit. 3.

un timbre creux et sourd qui faisait croire qu'ils venaient de loin. Il fallait, suivant lui, ménager l'air et respirer le moins souvent possible.

Dumas et *Lauth* (1) disaient que la ventriloquie était une rumination des sons qui, après avoir été formés dans le larynx, étaient repoussés dans la poitrine, où ils prenaient un timbre particulier et ne sortaient qu'avec un caractère sourd et lointain qui était cause de l'illusion.

MM. *Richerand* et *Fournier* (2) sont d'avis que la voix, formée dans la glotte, est refoulée ensuite dans les poumons, d'où elle ne sort plus que d'une manière graduelle, pour être étouffée alors par le larynx, qui réagit sur elle comme la sourdine d'un instrument de musique.

M. *Comte*, notre célèbre ventriloque, dit que la voix se forme, comme à l'ordinaire, au larynx, mais que le jeu des autres parties de l'appareil, la modifie et que l'inspiration la dirige dans le thorax où elle résonne.

Enfin, M. le docteur *Lespagnol* (3) a soutenu

---

(1) Mémoires de la société des sciences et arts de Strasbourg.

(2) Grand dict. des sciences médicales.

(3) Dissertation inaugurale. Paris, 1811.

dans une thèse que c'est principalement à l'aide du voile du palais que l'on peut modifier les sons de manière à graduer l'intensité de la voix pour produire l'illusion de la ventriloquie. Cette dernière théorie se rapproche beaucoup de la mienne, car elle n'en diffère que parce que son auteur ne parle que de l'action du voile du palais, et dit que c'est seulement cette action qui produit l'engastrimysme, en empêchant que l'air ne sorte par les fosses nazales. Toute la différence, dit M. *Lespagnol*, qui existe entre la voix qui vient de près et la voix qui vient de loin ; c'est que l'on entend dans la première les sons qui sortent de la bouche et du nez, tandis que, dans la seconde, ils ne sortent que de la cavité buccale. Ce que dit ce médecin sur la sortie de l'air est un fait que chacun peut vérifier, si surtout on veut employer le mécanisme vocal que je vais bientôt indiquer, comme étant celui qui, selon moi, produit la ventriloquie. D'après cela, pour parler comme les engastrimystes, ou, si on aime mieux, *pour parler du ventre*, comme on le dit si improprement dans le monde, il n'est pas besoin d'avoir une conformation particulière des organes de la respiration et de la voix ; il suffit seulement d'être doué d'une certaine souplesse de la partie supérieure de l'appareil phonateur, et, avec un peu d'habitude et d'exercice, on parvient assez facilement à produire toutes les illusions vocales qui constituent l'art des ventriloques.

Comme, d'une part, les hommes ont en général un penchant secret et involontaire qui les porte à imiter toutes les actions dont ils sont témoins, et que, d'un autre côté, on a observé que, de tous nos organes, nul n'était plus propre à l'imitation que celui de la voix, je crois ne pas trop m'avancer en disant qu'une personne, surtout si elle est jeune, qui vivrait dans la société d'un ventriloque, ne tarderait pas à le devenir presque involontairement, de même que deux individus, qui vivent long-temps ensemble, finissent par être à l'unisson pour le ton de la voix, et, ce qui est plus admirable encore, leur voix acquiert à peu près le même timbre.

Convaincu que, pour être ventriloque, il suffisait d'avoir des organes vocaux bien conformés, et très-mobiles, ainsi que des poumons très-amples et perméables à l'air, et comme d'ailleurs je crois remplir toutes ces conditions, je suis parvenu, en faisant sur moi-même des expériences sur la voix, à imiter assez bien celle des engastrimystés ; il ne me manque, pour produire toutes les illusions qui constituent leur art, qu'une certaine habitude et surtout la faculté si prédominante chez eux d'imiter toutes les inflexions vocales.

Lorsque je veux parler avec la voix des ventriloques, j'emploie le mécanisme suivant : d'abord, après avoir fait une profonde inspiration qui a pour but d'introduire le plus possible de l'air dans la poitrine, je contracte très-fortement le voile du palais, afin de l'élever de manière à boucher complètement l'orifice postérieur des fosses nasales ; j'ai également soin de contracter la base de la langue, le pharynx, le larynx, les piliers, les amygdales, en même temps que je fixe la pointe de la langue derrière les dents de la mâchoire supérieure, et que j'applique la face dorsale de cet organe contre la voûte palatine. Je fais en sorte que l'émission de ma voix se fasse en chassant le moins possible de l'air hors des poumons, et je parviens facilement à ce résultat par des contractions forcées de tous les muscles du ventre, de la poitrine et du cou.

On voit que le principal secret des ventriloques est d'empêcher que l'air ne sorte par le nez et de faire en sorte que ce fluide s'échappe par la bouche d'une manière lente et tout à fait forcée. De cette manière, la voix semble sourde et avoir la faiblesse et le timbre de la voix éloignée, ce qui, pour cette raison, fait croire qu'elle vient de loin. Pour augmenter encore le prestige, en donnant à la voix un son qui paraît venir d'un lieu déterminé, il suffit d'appeler adroitement l'attention vers ce lieu, et de parler ensuite dans cette direction en élevant plus ou moins le voile du palais pour que la voix s'éloigne ou s'approche à volonté. Il faut aussi tâcher de parler en faisant le moins possible des mouvemens de la mâchoire inférieure et avoir soin d'articuler en quelque sorte la bouche fermée ; enfin, le ventriloque devra se présenter le plus souvent possible de profil, pour que sa figure paraisse plus impassible et aussi dépourvue de physionomie que celle d'un aveugle. Par ce moyen, il semblera encore plus ne prendre aucune part aux sons vocaux qu'il fait entendre, et parviendra à produire facilement l'illusion la plus complète. Si l'on voulait avoir des détails curieux sur la ventriloquie, on pourrait consulter l'ouvrage de *Roulland* (1) et surtout celui de l'abbé *de Lachapelle* (2).

---

(1) Extrait des registres de l'académie des Sciences de Paris, 1771, pag. 116.

(2) Le ventriloque ou l'engastrimhyste.

Pour terminer ce que j'avais à dire sur tous les phénomènes de la voix, je vais encore ajouter quelques mots sur le son vocal expressif qui constitue ce qu'on appelle le *cri*.

Le cri est une sorte de voix inarticulée commune aux hommes et aux animaux, dont le double son qui en résulte est difficilement appréciable, et dont l'intonation, qui varie à l'infini, ne peut pour cette raison être notée et calculée d'une manière précise. Je pense cependant, comme on le verra bientôt, que lorsque le diapason variable des différens cris peut être à peu près connu, il n'est pas impossible d'exprimer approximativement, par des chiffres ou des signes de musique, les intervalles des doubles sons qui forment les cris propres à chaque douleur. En général, le ton des cris est beaucoup plus intense que celui de la voix modulée, et il offre toujours quelque chose d'aigre, de bruyant et de susceptible de mille nuances. Chaque animal a un cri qui lui est propre et qui offre un caractère particulier, compris seulement par les animaux de son espèce. Les cris sont éminemment propres à appeler du secours, à fixer l'attention et à faire connaître, par le caractère de leur intonation et de leurs accens distinctifs, les différens sentimens qu'ils sont destinés à exprimer. C'est ainsi que les cris de la douleur et ceux qui sont le résultat de l'effroi causé par un péril imminent, etc., émeuvent d'une manière bien diverse ceux qui les entendent. Les uns inspirent la compassion, ceux-ci commandent la défensive et ceux-là engagent à prendre la fuite ; les cris bruyans du plaisir nous rendent joyeux, tandis que les cris du désespoir nous navrent le cœur et nous remplissent de tristesse. Chaque douleur a son intonation particulière ; les cris des douleurs physiques diffèrent de ceux des douleurs morales, et les uns et les autres sont différens entre eux selon l'expression à laquelle ils se rapportent. Le mécanisme de la formation des cris ne diffère pas essentiellement de celui des autres phénomènes vocaux. Il peut se rapporter tout à la fois à la formation des sons du premier registre et surtout à celle des sons du second registre ou voix de *faucet*. Comme personne, que je sache, n'a encore écrit sur le mécanisme des cris, je vais essayer de faire connaître le résultat de mes recherches et de mes observations.

Selon moi, c'est par des efforts particuliers et des contractions exagérées et fatigantes des organes vocaux, que les cris sont produits ; la voix est d'abord laryngienne ou du premier registre, et se

termine par un son prolongé et aigu du *faucet* ou
du second registre. Il y a donc deux mécanimes
simultanés, car on entend d'abord un son laryngien très bref, qui peut être représenté par un
octave basse, et le second, qui est plus prolongé
par son octave correspondante dans le *faucet*.
Pour concevoir comme nous ce double mécanisme de la formation des cris, il faudra se rappeler ce que nous avons dit sur la formation des
différens sons vocaux.

Les pathologistes et les chirurgiens opérateurs
n'ont pas encore assez étudié les différentes intonations de la douleur, ils ont seulement observé
une différence dans les cris, selon le genre d'opération et les circonstances. Cependant il serait
peut-être utile d'avoir toujours ces diverses intonations présentes à l'esprit, car elles aideraient
quelquefois à porter un diagnostic plus juste dans
les maladies, et garantiraient souvent les médecins de bien des erreurs de jugement. Pour faire
mieux comprendre le résultat des observations
que j'ai faites sur les différens cris, je vais prendre pour diapason ou pour point de départ l'*ut*
au dessous des lignes, en prévenant mes lecteurs
que cette note que j'ai choisie pour tonique peut
changer selon les individus, mais que les inter-

valles résultant des doubles sons qui produisent les cris sont presque toujours les mêmes, et peuvent être notés approximativement. Ainsi, j'ai observé que les cris causés par les applications du feu sont graves et profonds, et que le double son qui en résulte peut être représenté par l'*octave basse* et la *tierce*, par exemple, l'*ut* que je viens d'indiquer et le *mi*, sur la première ligne. Les cris arrachés par l'action d'un instrument tranchant pendant une opération sont aigus et perçans, et peuvent être exprimés d'abord par un son rapide ou une *double croche de l'octave du medium*, qui serait à peu près le *sol* sur la seconde ligne, et ensuite et presque en même temps par un son très aigu et prolongé, ou *une ronde* de *l'octave du faucet* qui donne le *sol au dessus de la portée*. Les cris qui résultent des douleurs occasionées par une affection aiguë, et n'ayant pas pour cause une action extérieure, sont représentés de même par deux sons presque d'égale durée, l'*octave* et la *sixième*; le premier correspond à l'*ut* pris pour diapason, et le second au *la* dans la portée; ce genre de cris est celui que l'on désigne ordinairement sous le nom de *gémissement*. Le son double, résultant du cri causé par une frayeur vive et subite ou par un péril imminent est le plus discord de tous, on peut l'exprimer par l'*octave* et la *neuvième*, l'*ut* sous les lignes et le *ré* dans la portée; enfin, les cris arrachés par les douleurs déchirantes de l'accouchement, sont encore plus aigus et plus intenses que tous les autres, et ils ont une expression particulière bien connue et plus remarquable. Le double son qui en résulte peut être représenté par l'octave basse et la dix-septième, par exemple, l'*ut* et le *ré*, sur aigu du second registre. Il semble que les douleurs atroces de l'accouchement élèvent le diapason de la voix et augmentent en même temps son étendue. Je pourrais encore parler des cris de joie et des sanglots; les premiers, formés également par deux sons, l'un bref et l'autre prolongé, présentent un intervalle d'une note seulement, par exemple, le *ré* et le *mi*. Les sanglots ou pleurs sont formés d'abord par trois notes saccadées ou trois sons semblables produits, pendant l'inspiration, et ensuite par un son prolongé pendant l'expiration. Le cri du sanglot ou du chagrin peut être représenté par trois *noires* et une *blanche*. On voit qu'il serait approximativement possible de faire une échelle diatonique des cris arrachés par douleur (1). Il pa-

____

(1) Les cris que nous arrache la douleur sont un mouve-

raît même que l'esprit d'invention qui tourmente les hommes et leur fait souvent concevoir les choses les plus bizarres, les a déjà portés à former avec les cris des animaux des orgues vivantes sur lesquelles on est parvenu à exécuter différens airs(1).

---

ment de la nature qui cherche à se soulager, en produisant une expansion générale, et la fièvre qu'elle détermine concourt à généraliser le mal pour en diminuer l'intensité; c'est ainsi qu'une couleur s'affaiblit lorsqu'on l'étend dans un liquide.

(1) Je ne puis passer sous silence le fait suivant, qui est rapporté par *Cahusac*, et que j'ai lu dans le Dictionnaire de musique de l'Encyclopédie méthodique, tome I. « Au rap-
» port de *Juan Christoval Calvette* (qui a fait une relation du
» voyage de Philippe II, roi d'Espagne, de Madrid à
» Bruxelles, qu'on va traduire ici mot à mot). Dans une
» procession solennelle qui se fit dans cette capitale des Pays-
» Bas, en l'année 1549, pendant l'octave de l'Ascension,
» sur les pas de l'archange saint *Michel*, couvert d'armes
» brillantes, portant d'une main une épée, et de l'autre une
» balance, marchait un charriot, sur lequel on voyait un homme
» déguisé en ours qui touchait un orgue. Il n'était point com-
» posé de tuyaux, comme tous les autres, mais de chats enfer-
» més séparément dans des caisses étroites, dans lesquelles ils
» ne pouvaient se remuer; leurs queues sortaient en haut.
» Elles étaient liées par des cordons attachés au registre; ainsi,
» à mesure que l'ours pressait les touches, il tirait les queues

Si la beauté de la matière que j'ai traitée m'a entraîné malgré moi dans des considérations de physiologie peut-être trop longues, les conclusions que j'en ai tirées sont de la plus haute importance pour mon sujet, puisqu'elles me serviront souvent à m'éclairer dans le diagnostic et la thérapeutique des affections du gosier qui affectent l'organe de la voix.

Malgré les nombreuses expériences des physiciens et des physiologistes, et les connaissances précises que nous fournissent l'anatomie et la physique, ces sciences ne seront jamais que des auxiliaires qui n'offriront rien de mathématique sur les différens phénomènes de la voix, parce que la puissance de la vie détermine dans la production des sons vocaux des modifications diverses, dont la cause immédiate sera peut-être toujours couverte d'un voile impénétrable que les

-----

» des chats, et leur faisait miauler des tailles, des dessus et » des basses, selon les airs qu'il voulait exécuter. L'arrangement était fait de manière qu'il n'y avait pas un faux ton » dans l'exécution. Des singes, des loups, des cerfs, etc., » dansaient sur un théâtre porté dans un char, au son de cet » orgue bizarre. » Cette histoire, traduite par *Cahusac,* tend à prouver que les différens cris des animaux sont un vrai chant formé de tons divers et d'intervalles appréciables.

calculateurs les plus habiles ne pourront soulever
qu'imparfaitement.

En effet, qui pourra expliquer d'une manière
satisfaisante pourquoi la volonté rend l'air sonore
au moment où il traverse la glotte et pourquoi,
lorsque l'empire de cette puissance vient à cesser,
le passage de ce fluide s'effectue sans bruit ? Il
faut convenir de notre ignorance à cet égard et
dire avec le poète latin :

« *Felix qui potuit rerum cognoscere causas.* »

Telle est l'histoire de la voix, que nous avons
voulu étudier sous le rapport physiologique,
avant de commencer à nous occuper de la pathologie et de la thérapeutique des organes qui la
produisent.

OPÉRATIONS CHIRURGICALES

PROPRES

A REMÉDIER A CERTAINES LÉSIONS

DES

ORGANES VOCAUX.

> Deux choses sont nécessaires pour être un grand chirurgien, le génie et l'expérience : l'un trace sa route, l'autre la rectifie.
>
> BICHAT.

Après avoir exposé les principales théories de la formation des sons vocaux, et fait connaître les recherches physiologiques auxquelles je me suis livré, j'arrive naturellement à la pathologie et à la thérapeutique des affections qui altèrent la voix, ou qui empêchent complètement son émission.

Comme les causes les plus légères et le plus petit dérangement dans la santé peuvent faire subir à la phonation, des altérations aussi diverses que nombreuses, et que d'ailleurs ces altérations sont le plus souvent des complications ou des symptômes de plusieurs maladies générales, qui n'ont aucun rapport immédiat avec les organes vocaux, je m'abstiendrai de m'étendre sur ces affections, soit parce que je n'aurais rien à dire de nouveau à cet égard, soit parce que ce sujet me semble en quelque sorte être épuisé par les excellens traités dont une foule d'auteurs distingués ont enrichi la science. Je préviens donc mes lecteurs que je ne ferai qu'indiquer les maladies générales qui altèrent la voix, parce que vouloir en parler, même laconiquement, serait en quelque sorte faire un tableau presque complet d'un traité de médecine ; en effet, la plupart des maladies aiguës et chroniques peuvent se compliquer avec *l'aphonie* et *la dysphonie*, à cause des rapports sympathiques des organes vocaux avec tout le système nerveux et presque toutes les fonctions de l'économie animale.

Je m'étendrai au contraire assez longuement sur les affections qui ont leur siége dans le tissu propre du gosier et des organes vocaux, et surtout celles qui ont pour causes soit des lésions physiologiques, soit des lésions organiques ou

traumatiques, qui exigent un traitement médical particulier et certaines opérations chirurgi-
cales.

Pour faciliter l'étude de ces lésions, je les di-
viserai en deux classes. Dans la première, je ran-
gerai celles qui causent la perte complète de la
voix, ce qui constitue *l'aphonie*; et dans la seconde, je placerai les lésions qui altèrent seulement l'organe vocal, et qui rendent difficiles et
souvent douloureuses l'émission des sons. C'est
ce que j'appelle *la dysphonie* dont je ne parlerai,
ainsi que de l'aphonie, que lorsque j'aurai décrit
les différentes opérations que nécessitent, dans
certains cas, quelques affections du gosier. Ainsi,
après avoir fait connaître le procédé que j'emploie
pour explorer le pharynx et la cavité buccale, je
m'occuperai de l'excision et de la cautérisation
des amygdales et de la luette, de même que de
la staphyloraphie de la trachéotomie et des opérations qu'exigent les fistules aériennes. Enfin, j'exposerai en peu de mots les différens procédés
opératoires et les phénomènes consécutifs qui
ont lieu ordinairement après leur application.

EXPLORATION DE LA PARTIE SUPÉRIEURE DES ORGANES VOCAUX.

Dans tous les arsenaux de chirurgie on trouve plusieurs instrumens appelés *speculum oris*, ou *glossocatoches*, qui ont été imaginés pour faciliter l'examen de la bouche et du pharynx, ou pour rendre moins difficiles et moins pénibles certaines opérations que l'on pratique soit sur les amygdales, soit sur le voile du palais ou toute autre partie de la cavité buccale. Mais comme aucun de ces instrumens ne me semblait atteindre le but que s'étaient proposé leurs auteurs, j'en ai imaginé un, il y a déjà cinq ans, que j'ai nommé *stomascope* (1), et qui abaissant la langue et fixant les mâchoires plus ou moins écartées, fait que des opérations qui étaient longues, difficiles, douloureuses, dangereuses même, peuvent devenir d'une exécution simple et exempte de dangers.

Cet instrument (Voy. planche 1re, f. 1re,), d'une facile application, est composé de deux tiges d'acier, dont les parties qui restent hors de la bouche forment, par leur réunion, un manche de

____

(1) Du grec στομα *la bouche*, et σκοπεω *j'examine.*

quatre on cinq pouces de long. Ces deux tiges sont terminées à leur extrémité supérieure ou buccale, par deux espèces de fers à cheval, ayant à peu près la forme des arcades dentaires et étant unies par une charnière à la réunion des deux branches qui se trouvent doublées sur leurs faces dentaires par une lame d'ivoire ciselée, dont le but est de faciliter et de rendre moins désagréable l'application de l'instrument contre les dents. Les deux tiges, qui forment le manche de l'instrument, s'écartent autant qu'on le désire, et restent fixées au moyen d'un ressort et d'une crémaillère, selon que l'on veut un plus ou moins grand écartement des mâchoires. Au milieu de la bifurcation de la tige inférieure, se trouve fixée une plaque de corne (1) élastique et flexible, qui s'adapte à la langue et abaisse cet organe de manière à le maintenir pour pouvoir bien explorer la bouche et y pratiquer les opérations nécessaires.

Lorsqu'on appliquera cet instrument, il fau-

---

(1) J'avais d'abord fait faire cette plaque en acier, mais il en résultait une saveur métallique et galvanique extrèmement désagréable ; la plaque de corne est préférable sous plusieurs autres rapports.

dra avoir soin de l'introduire complètement fermé dans la bouche, et de l'ouvrir lentement, en ne pressant sur les deux tiges que lorsqu'on se sera assuré qu'il est parfaitement adapté aux mâchoires. Ainsi fixé, on pourra facilement explorer toutes les parties de l'isthme du gosier et le voile du palais. Si par hasard la plaque de corne, trop avancée, venait à provoquer sympathiquement des envies de vomir, on retirerait l'instrument aussi vite qu'on le voudrait en décrochant la crémaillère, qui tient par un cran les deux tiges écartées ; ce que l'on fera de la même manière, lorsqu'on aura terminé l'exploration ou l'opération qui avaient nécessité l'emploi du *stomascope*.

DE LA CAUTÉRISATION DE LA LUETTE.

La luette est sujette à plusieurs affections qui exigent quelquefois certaines opérations, telles que la cautérisation et l'excision ; mais avant de parler des maladies et des cas particuliers qui réclament ces opérations, je crois devoir les décrire, afin que, les connaissant d'avance, mes lecteurs ne soient pas, en lisant, détournés et arrêtés par des descriptions d'instrumens et de procédés opératoires. Ils pourront donc porter ainsi toute leur attention sur les détails que je donne sur les diverses lésions organiques et pathologiques des organes vocaux, dont le traitement a besoin du concours de la médecine et de la chirurgie, ou seulement de celui d'une de ces deux branches de l'art de guérir.

Je le répète, je suivrai la même marche pour tous les organes vocaux, et je ne parlerai des maladies auxquelles ils sont sujets, qu'après avoir décrit les moyens chirurgicaux que leur traitement réclame, me réservant d'indiquer plus tard avec détail, toutes les circonstances qui veulent qu'on les emploie ou qu'on s'en abstienne complètement.

Quoique la cautérisation de la luette soit une opération simple et offrant des avantages incontestables, les médecins la pratiquent très rarement, parce que les procédés qu'ils emploient sont tout à la fois longs et difficiles, sans le secours de plusieurs instrumens convenables. La mobilité involontaire de la base de la langue, la difficulté de tenir la bouche assez long-temps ouverte, étaient autant d'obstacles d'où résultait souvent l'impossibilité de porter le caustique et de le maintenir sur les parties que l'on voulait cautériser, sans offenser les organes voisins.

Cette opération, lorsqu'on employait les procédés ordinaires, devenait si fatigante pour le malade et exigeait tant de soins et de précautions de la part de l'opérateur, que, pour rendre son application plus facile et surtout plus avantageuse, j'ai imaginé un porte-caustique double, au moyen duquel on peut cautériser en même temps le sommet de la luette et sa face antérieure et postérieure, sans exposer jamais le chirurgien à toucher les parties environnantes. Cette opération, exécutée sans le secours de mon *stornascope* et de mon porte-caustique ou *staphylocauste*, ne m'avait jamais offert que des résultats incomplets, parce qu'à la difficulté de la pratiquer se joignait l'inconvénient de ne pouvoir porter le nitrate d'argent que sur la face antérieure de l'organe. Cet instrument, que j'ai présenté en 1828 à l'académie de Médecine, est composé de deux tiges terminées à leur extrémité antérieure par deux plaques de platine ou d'argent de forme triangulaire; ces deux plaques sont concaves, de manière à recevoir un caustique solide ou un tampon formé d'une éponge imbibée d'une solution concentrée de nitrate d'argent. La tige inférieure est creuse, pour recevoir l'autre tige, qui est pleine et terminée antérieurement par un anneau de même grandeur que celle des deux autres anneaux qui sont fixés sur les côtés et aux deux tiers antérieurs de la tige creuse. Cet instrument se tient de la main droite, les ongles en haut, le pouce dans l'anneau de la tige pleine, et l'indicateur et le doigt du milieu dans les anneaux latéraux de la tige creuse. Lorsqu'on a placé le *stomascope*, on introduit dans la bouche le porte-caustique, après avoir écarté un peu les plaques fixées à l'extrémité des tiges, de manière à faire entrer la luette procidante dans l'intervalle qui les sépare ; alors on rapproche les plaques par un mouvement du pouce qui est passé dans l'anneau de la tige supérieure. Après avoir exécuté quelques petits mouvemens d'éloignement et d'écartement des plaques, pour faciliter l'action du caustique sur toutes les surfaces, on retire le cautérisateur et le stomascope, et l'on engage le malade à s'abstenir d'avaler sa salive et à rester la bouche ouverte jusqu'à ce qu'il se soit gargarisé avec une décoction d'orge aromatisée avec quelques gouttes de teinture de canelle.

La cautérisation pratiquée à l'aide de ce procédé est exempte de la gêne, de la fatigue et des nausées qu'éprouvaient toujours les malades par la lenteur de l'exécution des autres méthodes ; elle a de plus l'immense avantage d'être exempte de danger et de permettre de cautériser à la fois toutes les faces de la luette, en rendant ainsi l'opération plus facile, plus prompte et surtout plus sûre pour ses résultats. L'escarre qui résulte de cette opération tombe ordinairement le second ou le troisième jour, et l'on renouvelle de la même manière, le quatrième ou le cinquième jour, l'application du caustique, en continuant à suivre la même marche jusqu'à ce que la luette ait repris sa forme et son volume normal.

Après la première cautérisation, on s'aperçoit presque toujours que la luette est moins procidante, parce que son muscle *palato-staphylin* a acquis, par l'action du nitrate d'argent, une faculté contractile beaucoup plus grande. J'ai appliqué sur moi-même cette opération, que j'ai pu pratiquer seul avec le secours d'une glace ; et la procidence naturelle de ma luette, qui m'incommodait beaucoup depuis long-temps, se trouve réduite à l'état naturel. J'ai également appliqué la cautérisation déjà plusieurs fois sur des personnes qui étaient dans le même cas que moi, et presque toutes ont obtenu le même résultat,

et le timbre de leur voix y a souvent gagné beaucoup en force et en sonoréité. (Voyez la planche 1, fig. 2 (1).

Quoique cette opération offre de très beaux
résultats, il est cependant des cas que j'indiquerai
bientôt en parlant des lésions du voile du palais,
où elle ne peut suffire seule pour remédier à certaines affections particulières ; alors on doit avoir
recours à une autre opération, qui est encore
plus facile et surtout plus prompte : c'est de l'excision que je veux parler, mais dont je crois qu'il
faut être avare, surtout pour les chanteurs de
profession, parce que, d'après les idées que j'ai
émises sur le mécanisme des sons du second registre ou *faucet*, il pourrait se faire qu'ils per-
dissent quelques notes aiguës ; ce n'est qu'une
crainte que je manifeste, n'ayant pas encore osé
pratiquer l'excision de la luette sur des chanteurs,
mais seulement sur des personnes qui ont recouvré la santé par cette opération. *Oribaze, Rha-*

----

(1) **M.** *Bennati* avait fait confectionner long-temps après
moi un cautérisateur de la luette, mais il était d'une application si peu commode, qu'il l'avait abandonné. Il m'a dit
qu'il remplaçait la cautérisation de la luette par des gargarismes astringens. Je doute qu'il ait pu obtenir les mêmes résultats que par la cautérisation.

zès, *Avensoar* ont également avancé que l'excision complète de la luette altérait toujours la voix, *Braun* disait avec encore moins de raison, qu'elle pouvait causer même la mutité. Je suis loin de partager les opinions de ces auteurs, et, lors même qu'elles seraient plus fondées, je n'hésiterais jamais de pratiquer la récision de l'uvule, si les autres moyens n'avaient pas réussi, et si surtout la santé des malades en dépendait, comme j'en citerai plusieurs exemples.

MANUEL OPÉRATOIRE POUR L'EXCISION DE LA LUETTE.

Le malade doit être placé sur une chaise en face d'une fenêtre bien éclairée, de manière que la lumière tombe directement au fond de la bouche largement ouverte. La tête sera renversée plus ou moins en arrière et maintenue contre la poitrine d'un aide, ainsi qu'on le fait pour la cautérisation ; après avoir introduit dans la cavité buccale mon *stomascope*, ou seulement, comme l'opération est plus prompte, deux morceaux de liége placés entre les arcades dentaires, pour tenir les mâchoires écartées, le chirurgien tâchera, ce qui est toujours facile, de faire entrer la luette

dans l'écartement des lames concaves d'une espèce
de ciseaux tenus de la main droite, que j'ai imaginés et que je désigne sous le nom de *staphylotome* ; après ce temps de l'opération, on saisira la
pointe de la luette au dessous de la partie engagée
dans les tranchans du *staphylotome*, avec une
pince tenue de la main gauche, qui fixera la luette
et l'empêchera de s'échapper. Alors l'opérateur,
en pressant brusquement sur les deux tiges du
staphylotome tenues écartées par un ressort,
coupera d'un seul coup la partie saillante de l'u-
vule. Il s'écoule peu de sang après l'opération,
qui n'est presque pas douloureuse, et la petite
plaie qui en résulte est promptement cicatrisée.

Il vaut mieux réciser plus que moins de la
luette afin de ne pas être obligé d'y revenir; d'ailleurs le dégorgement qui a lieu, fait que cet organe, dont la base était en partie cachée dans le
voile du palais se trouve bientôt beaucoup plus
longue qu'on ne le pensait d'abord. Du reste les
faits cités par plusieurs auteurs, entre autres
Scheffer, Bechen, Myrrher, MM. Lisfranc et ***Phy-
sic*** de Philadelphie, sont plus que suffisans pour
prouver que la perte de la luette produit rarement quelque trouble dans l'organisme, et que
l'observation rapportée par *Wedel* était une

exception, lorsqu'il a dit que la perte de cet organe faisait remonter les alimens et les boissons
par l'orifice postérieur des fosses nasales. J'ai pratiqué cette opération, dans des cas de *prétendues*
phthysies laryngées, ou d'hypertrophie de la
couche glanduleuse de la luette, et jamais je n'ai
eu à me reprocher d'avoir trop retranché de cet
appendice. Dans ce dernier cas, il ne pourrait
résulter que le léger inconvénient de permettre
aux mucosités nasales de tomber plus facilement
dans l'arrière-bouche; or cet inconvénient ne
peut pas être mis en balance avec ceux que
je signalerai comme étant causés par l'hypertrophie et la procidence de l'organe dont il est question. Il pourrait encore se faire, d'après la théorie
que nous avons donnée des notes du faucet
que l'émission des sons aigus soit rendue plus difficile par cette opération. Si l'inflammation était
considérable, il serait avantageux de laisser sai-
gner pendant quelque temps et de faciliter l'écoulement du sang au moyen d'un gargarisme d'eau
tiède ; l'hémorrhagie s'arrêtera toujours assez
vite : dans le cas contraire, on ajouterait au gargarisme que l'on emploirait froid, quelques
gouttes d'eau de Rabel ou quelques grains de sulfate acide d'alumine.

Je pourrais décrire ici une foule d'autres procédés, mis en pratique par plusieurs auteurs ;
mais comme ils se rapprochent tous plus ou moins
de celui que je propose comme étant plus facile
que les autres, parce que la luette ne fuit pas devant mes ciseaux, je m'abstiendrai d'en parler,
de même que de la ligature de l'uvule qui se faisait
à l'aide de l'anneau cannelé de *Castellanus* comme
le pratiquait *Ambroise Paré*, ou encore avec le
porte-ligature de *Hilden* et de *Scultet*. Quoique cette
opération ne soit pas aussi dangereuse que le
prétendait *Dionis*, elle est dans tous les cas moins
utile que l'excision et la cautérisation qui doivent
toujours lui être préférées dans les lésions qui
donnent naissance au polapsus ou à l'hypertrophie de la luette.

Lorsque cet organe présente une division congéniale qui quoique ne s'étendant pas jusqu'au
voile du palais, altère les sons vocaux, je pense
qu'il faut en pratiquer l'excision, si la division ne
dépasse pas la base de l'organe ou le point
qui joint la luette au palais. Je publierai une
observation de ce genre où l'on verra que le
jeune homme âgé de 14 ans qui en est le sujet, a retrouvé un organe pur et une voix sonore, qu'il n'avait pas avant l'opération. J'étais

sur le point de pratiquer la staphyloraphie, lorsque voyant la luette très procidante et divisée seulement dans la longueur de trois ou quatre lignes
je me décidai pour l'excision qui m'a réussi au
delà de mes espérances.

CAUTÉRISATION ET EXCISION DES AMYGDALES.

Les amygdales, du grec αμυγδαλη *amande*, sont
deux espèces de ganglions glandiformes, situés sur
les côtés de l'isthme du gosier, de forme olivaire
et qui, en rapport en avant et en arrière avec les
piliers correspondans du voile du palais, sont
appliqués en dehors sur le muscle constricteur
supérieur du pharynx par lequel ils sont seulement séparés des gros vaisseaux carotidiens. La
hauteur la plus ordinaire des amygdales est de
six à huit lignes et leur face interne libre entre
les piliers du voile du palais forme une saillie
dans l'isthme du gosier qui est recouverte par la
membrane muqueuse du pharynx, et criblée de
plusieurs ouvertures dirigées en bas dont les supérieures sont les plus larges. Le côté antérieur
des amygdales est en rapport avec le muscle *glosso-staphylin*, et le postérieur avec le *palato-pha-*

ngien. Les extrémités supérieures des tonsilles
orrespondent à la jonction des piliers, et les
férieures à la face dorsale de la langue. Le tissu
es amygdales est d'un gris rougeâtre et d'une
onsistance molle, et la membrane muqueuse
ui les recouvre est d'un rouge plus vif que
ue celle des parties voisines. Les nerfs de ces
eux glandes viennent de ceux du voile du palais
t de la langue, et leurs vaisseaux sanguins sont
e petits rameaux des artères et des veines pala-
nes, linguale et maxillaire interne. Les fonctions
es amygdales sont peu connues; mais je pense,
vec plusieurs anatomistes, qu'elles ont pour but
e sécréter un mucus demi-transparent qui lubri-
e la membrane muqueuse de l'isthme du gosier,
fin de rendre plus souples les parties qui com-
osent cet organe, pour faciliter ses mouvemens
oit pendant le chant et la parole, soit pendant
a déglutition et la mastication du bol alimentaire.
Les amygdales, selon moi, jouent un rôle impor-
ant dans le mécanisme des sons vocaux du se-
ond registre, ou *faucet*, et pour cette raison il
e faut pratiquer leur excision, surtout chez
es chanteurs que lorsque tous les autres moyens
que nous allons indiquer ont échoué, ou lorsque leur tuméfaction extraordinaire peut exposer

la vie des malades. Chez les personnes qui ne *chantent* pas par état et surtout chez celles qui ont des voix de basses-tailles, il n'y a pas les mêmes inconvéniens; au contraire, presque toujours le timbre de la voix parlée gagne par cette opération en force et en sonoréité.

La cautérisation des amygdales doit donc être souvent préférée à leur excision, mais cette opération ne convient que dans les affections *chroniques* et les circonstances que nous signalerons en parlant de la pathologie des organes qui font partie du gosier. Pour porter le caustique sur ces deux glandes, il faut, quoique l'opération soit très simple, certaines précautions qu'il est bon d'indiquer.

D'abord on place le malade, comme pour l'excision et la cautérisation de la luette, et après avoir fixé dans la bouche le stomascope, on porte le caustique sur la partie interne de l'amygdale qui fait saillie dans le gosier, au moyen d'un cautérisateur courbé et dont la forme est à peu près celle d'un Z. Avec l'aide de cet instrument qui est extrêmement simple, on fait facilement agir le caustique sur toute la surface de l'organe, qui n'est pas caché par la main de l'opérateur, et que l'on rend encore plus saillant en disant à la personne de contracter son gosier, ou seulement de chanter une note aiguë du *faucet*. On peut également cautériser les tonsilles avec un porté-caustique ordinaire qui se trouve dans toutes les trousses des médecins, mais on a beaucoup plus de difficultés, et l'opération se fait toujours moins bien et d'une manière moins complète. Enfin, lorsque le porte-caustique est retiré ainsi que le stomascope, j'engage le malade à cracher aussitôt et à se gargariser avec de l'eau d'orge miellée et aromatisée avec de l'eau de Cologne ou quelques gouttes d'essence de canelle. Je suis après la marche que j'ai indiquée pour la cautérisation de la luette, et si je n'obtiens pas les résultats que j'attendais, et qu'il n'y ait pas des circonstances qui s'y opposent je pratique l'excision de la manière suivante :

Je fais placer le malade comme je l'ai dit plus haut pour l'excision de la luette; et la chose dont d'abord je m'occupe, c'est de maintenir la bouche ouverte et de maîtriser les mouvemens de la langue, au moyen de mon *stomascope*, que j'applique de la manière que j'ai indiquée pour les opérations déjà décrites. Alors, au moyen de mon érigne, *amygdaloceps*, (voyez planche 2 figure 4), courbée à son extrémité antérieure, je saisis l'amygdale, de la main gauche pour le côté gauche, et de la main droite pour le côté correspondant, et après l'avoir dégagé d'entre les piliers du voile du palais, je prends de la main restée libre, mon couteau *amygdalotome*, fig. 5. boutonné, courbé sur son plat et tranchant dans sa concavité, et je coupe de haut en bas et par des mouvemens de scie, de manière à détacher toute la partie excédante de la tumeur tonsillaire. Après cela, je retire en même temps le couteau et l'érigne tenant la portion excisée, et je m'empresse du débarrasser la bouche du stomascope ou de bouchon taillé exprès et placé entre les dents molaires d'un côté. J'engage alors le malade à cracher, et à se gargariser avec de l'eau froide acidulée avec du vinaigre. En employant comme je viens de l'indiquer, les instrumens que j'ai imaginés pour cette opération, on n'a pas à craindre de léser la langue ni le pharynx et le voile du palais, et l'amygdale saisie ne pourra jamais échapper, de même qu'il sera facile de la lâcher ou de la reprendre, si on était obligé de le faire ; sans s'exposer, comme avec les méthodes ordinaires de blesser les diverses parties de la bouche en retirant l'érigne.

Si le chirurgien préférait employer les ciseaux

pour faire la section, je lui conseillerais de se servir de ceux de M. le professeur *Jules Cloquet*, ou de ceux que j'ai imaginés pour la récision de la luette; (voyez figures 6 et 7). On opère plus vite avec les ciseaux, qui sont peut-être préférables pour les personnes indociles et avec eux on est moins exposé à diviser les parties qu'il importe de ménager: mais la section est moins nette, et ils ont l'inconvénient d'occuper beaucoup plus de place dans le pharynx et la bouche que le bistouri boutonné ou mon *amygdalotome*. Du reste, que l'on fasse usage des ciseaux ou du bistouri droit, il faut toujours que ces instrumens soient boutonnés, car s'il en était autrement, on blesserait presque infailliblement la paroi postérieure du gosier.

Cette opération n'est en général difficile, que chez les individus indociles et surtout chez les enfans; cependant il est à remarquer que lorsque l'amygdale a été saisie, ces derniers surtout cessent de crier et de faire des efforts pour fermer la bouche. L'illustre chirurgien en chef de l'Hôtel-Dieu, M. *Dupuytren*, pour empêcher les mouvemens que font toujours les jeunes enfans pendant cette opération, leur fait envelopper le corps et les membres dans un drap et les fait tenir ainsi

sur les genoux d'un aide; ce moyen que j'a
employé quelquefois, m'a toujours facilité dan
les mêmes circonstances.

Lorsque les deux amygdales, sont égalemen
affectées, et que l'on veut les opérer toutes deux
on attend quelques minutes après la première exci
sion, jusqu'à ce que le sang ait à peu près cessé d
couler; l'on procède de la même manière à l'exci
sion de l'autre, si les malades ne sont pas trop fati
gués et si l'hémorrhagie n'est pas abondante; dan
ce cas on attendrait quelques jours pour opérer
quoique en général presque tout le monde préfèr
se débarrasser dans la même séance, d'autant plu
que la douleur est assez légère et qu'on est rare
ment effrayé d'une seconde excision.

Après l'opération, il se fait un léger écoule
ment de sang, qui dans la plupart des cas s'ar
rête de lui-même ou au moyen d'un gargarism
d'eau froide légèrement vinaigrée; lorsque l'hémor
rhagie tarde trop à se tarir, je prescris et fais pren
dre un nouveau gargarisme fait avec une solutior
d'alun ou de l'eau de Rabel, que je concentre plu
ou moins selon les circonstances. En cas de dan
ger imminent, le cautère actuel serait une dernière ressource, si surtout, comme l'a fait l'ingénieux et habile M. *Velpeau*, on avait appliqué

immédiatement sur la plaie de la poudre d'alun.

Pendant les premiers jours qui suivront l'opé-ration, les malades, pour prévenir le développe-ment d'une angine, devront s'abstenir de sortir, se tenir le corps et surtout les pieds chaudement; enfin, même les femmes, doivent porter une cra-vatte chaude et mettre du coton dans les oreilles jusqu'à ce que la plaie soit entièrement cicatrisée, ce qui arrive ordinairement après six ou huit jours. Pendant cet intervalle, toute la médication consistera en gargarismes émolliens, en boissons délayantes et le régime se composera d'abord de bouillons et de potages liquides, puis des alimens de plus en plus substantiels, jusqu'à ce que la santé soit tout à fait rétablie.

Plusieurs médecins ont pratiqué cette opéra-tion de différentes manières et avec divers instru-mens qu'il serait trop long d'indiquer ; je vais seulement dire, en peu de mots, qu'*Aétius, Asclé-piade, Rhazès*, l'ont proposée les premiers ; ce dernier employait le bistouri et une espèce d'é-rigne; *Wiseman* commençait par lier l'amygdale et la tirait comme avec une érigne, pendant qu'il excisait la glande avec des ciseaux. *Heister, Mesné, Maurin, Lecat, Louis, Muzeux, Caqué, Cavalini, Levret;* MM. *Dupuytren, Larrey, S. Cooper, Roux,*

Marjolin, *Boyer*, *Lisfranc*, *Delpech*, *Velpeau*, *Blandin*, enfin presque tous les chirurgiens modernes ont toujours préféré le bistouri boutonné et une érigne simple ou double ; la différence de leur manière d'opérer consiste moins dans le choix des instrumens que dans la section faite par les uns de haut en bas, par les autres de bas en haut, et enfin en commençant la section d'abord de haut en bas ou de bas en haut, jusqu'au milieu de la glande, où l'on arrêtait l'incision que l'on reprenait en sens inverse. La cautérisation avec le cautère actuel, la ligature et l'extirpation complète ont aussi tour à tour été employés par différens auteurs ; mais comme ces opérations dangereuses et difficiles ont été justement rejetées par les chirurgiens de notre époque, je garde le silence à cet égard, ainsi que sur les procédés de *Moscati*, qui incisait crucialement la tonsille et disséquait les quatre lambeaux séparément ; il en est de même de *Desault*, qui se servait d'un *kiotome* ; de *Foubert*, qui employait une pince à polype pour tirailler l'amygdale et contondre ses vaisseaux pendant l'excision, qu'il faisait avec un bistouri. Enfin, je serais obligé de dépasser les limites de cet ouvrage, si je rappelais tout ce qui a été fait et dit sur cette opération ; on ne doit donc pas être étonné si je passe outre et si je garde volontairement le silence à cet égard ; j'indiquerai bientôt, en parlant des maladies du gosier, dans quelles circonstances il faut la pratiquer ou s'en abstenir.

DE LA STAPHYLORAPHIE OU VELOSYNTHÈSE.

Depuis que les nobles et téméraires tentatives de MM. les professeurs *Roux* et *Græfe* de Berlin ont été justifiées par un grand nombre de succès, les divisions anormales du voile du palais, congéniales ou acquises, ne sont plus au dessus des ressources de l'art, et l'opération de la staphyloraphie, quoique l'une des plus délicates et des plus laborieuses de la chirurgie, se trouve rangée parmi les opérations réglées, et a obtenu une place dans tous les traités de médecine opératoire qui doivent encore enrichir la science.

Tous les auteurs anciens gardent un silence complet sur la staphyloraphie, et aucun de leurs écrits n'indique qu'ils aient pensé à combattre les divisions du voile du palais ou seulement même celles de la luette. Les chirurgiens modernes, tout à la fois plus habiles et plus entreprenans, sont parvenus à remplir cette lacune, et les efforts qu'ils ont faits, regardés d'abord au moins comme inutiles, ont été justifiés per des succès inespérés.

C'est à M. *Roux* qu'est dû l'honneur d'avoir fixé le premier l'attention des praticiens sur cette opération, que je vais exposer en laissant parler lui-même ce savant professeur, afin de ne pas altérer ses idées, et de ne rien oublier dans les détails des procédés opératoires de cet habile chirurgien.

« J'ai pensé, dit M. *Roux*, que pour l'exécuter je devais me servir de petites aiguilles courbes, d'un porte-aiguille, de pinces à anneaux et d'un bistouri boutonné....... ce furent, avec des ciseaux destinés à couper les bouts des ligatures, après qu'ils eurent été assujétis par un nœud simple, les simples instrumens que j'employai.

«Comme il eût été difficile, ou même impossible, pour faire chaque point de suture, de transpercer le voile du palais avec la même aiguille, d'un côté, de devant en arrière, et de l'autre, d'arrière en avant, les deux portions du voile du palais furent transpercées l'une après l'autre et chacune séparément d'arrière en avant, pour recevoir chaque ligature, dont chacun des bouts était armé d'une aiguille. Je plaçai un premier fil en bas, à peu de distance au dessus du bord inférieur du voile du palais ; un second en haut, à peu près sur la ligne de l'angle d'union des deux parties de ce voile ; et un troisième précisément au milieu de l'intervalle qui sépare les deux autres. De chaque côté, ces ligatures étaient engagées à trois lignes et demie ou quatre lignes environ du bord de la division. Pour faire agir chaque aiguille, après l'avoir portée avec l'instrument conducteur au delà de l'isthme du gosier, et derrière la portion du voile du palais que je voulais transpercer, la pointe étant tournée en avant, j'attendais que les parties fussent en repos ; puis, la perforation étant faite, je laissais saillir le plus possible la pointe de l'aiguille en avant, puis je la saisissais avec la pince à anneaux, je faisais ensuite lâcher prise au porte-aiguille. Enfin, je ramenais dans l'intérieur de la bouche l'aiguille, entraînant avec elle le bout de la ligature qui en était armé ; toutes manœuvres qui ne pouvaient se succéder les unes aux autres qu'avec beaucoup de lenteur, et qui dûrent être faites à six reprises, séparées par quelques instans de repos.

« Les ligatures étant placées, j'en abaissai la partie moyenne vers le pharynx, pour ne pas être exposé à les couper en excisant les bords de la division, après quoi je procédai à ce second temps principal de l'opération. J'avais reconnu d'abord, en attirant les deux parties du voile du palais, que je pourrais faire une coaptation exacte.

«Pour faire l'excision, je saisis l'un des bords de la fente tout à fait en bas avec une pince à anneaux ; je le mis ainsi dans un état de tension favorable au jeu de l'instrument, puis avec le bistouri droit boutonné, dont le dos était tourné vers la base de la langue, le bisfouri placé en dehors de la pince et que je faisais agir en serrant de bas en haut, je détachai un lambeau également épais d'une demi-ligne dans toute son étendue. J'eus soin de le prolonger jusqu'un peu au dessus de l'angle d'union des deux parties du voile du palais. Je répétai la même opération du côté opposé.

«Je mis alors en contact ces surfaces sanglantes, en nouant d'abord le fil en bas, puis successivement les deux autres, et en formant avec chaque ligature deux nœuds simples l'un sur l'autre. Immédiatement après que j'avais fait le premier nœud et que je l'avais serré suffisamment, je le faisais saisir avec la pince à anneaux, pour qu'il ne se relâchât point et que les parties que j'avais.

rapprochées ne s'éloignassent pas l'une de l'autre pendant que je faisais le second nœud, et cela jusqu'au moment où je me disposais à serrer fortement celui-ci sur l'autre. La constriction fut portée un peu au delà du degré rigoureusement nécessaire, pour mettre en contact immédiat les bords de la division. Je retranchai près du nœud les deux bouts de chaque ligature..... Le malade ne prit ni alimens ni boissons ; j'exigeai même qu'il s'abstînt d'avaler sa salive, qu'il rejetait dans un vase ou dans un mouchoir, à mesure qu'elle était versée dans la bouche. Il évita soigneusement tout ce qui pouvait provoquer le rire, la toux, l'éternuement.....

« Je me décidai à retirer les deux ligatures d'en haut, c'est à dire la supérieure, et celle du milieu à la fin du troisième jour ; ce que je fis en coupant près du nœud que j'avais saisi avec une pince, et d'un côté seulement chacune d'elles avec la pointe de bons ciseaux, et en les dégageant du côté opposé. Je laissai la ligature inférieure en place vingt-quatre heures de plus, et ne détruisis le troisième point de suture qu'à la fin du quatrième jour.

« Je n'ai rien changé depuis (c'est toujours M. Roux qui parle) au fond du procédé ; seulement, j'ai trouvé quelque avantage à passer les fils avec des aiguilles courbes plus petites encore que celles dont je m'étais servi...., à les faire agir avec un porte-aiguille plus long que celui que j'avais employé pour cette première opération, et construit de manière à ce qu'on puisse très aisément, et sans avoir besoin de porter les doigts dans l'intérieur de la bouche, retirer à soi l'anneau qui sert à entretenir les branches rapprochées ; enfin à commencer l'avivement de chacune des deux moitiés du voile du palais avec des ciseaux, et pour cela, j'en ai fait construire à branches très longues dont les lames, assez courtes, sont cannelées à angles très obtus sur l'un des côtés. »

Telle est l'opération décrite par M. *Roux*, qui l'a pratiquée déjà un très grand nombre de fois et, dans la plupart des cas, avec le succès auquel son habileté incontestable a depuis long-temps habitué les praticiens de tous les pays. La staphyloraphie a également été mise en pratique et modifié par un grand nombre de chirurgiens français et étrangers. Mais lors même que M. *Roux* n'aurait pas le premier publié le succès complet qu'il a obtenu en 1819, ce serait à tort que les étrangers voudraient en revendiquer la priorité ; car

dans les mémoires sur différens sujets de médecine publiés par *Robert*, en 1764, on lit : « Un
« enfant avait le palais *fendu* depuis le voile jus-
« qu'aux dents incisives. M. *Le Monnier*, très ha-
« bile dentiste, essaya, avec succès, de *réunir les*
« *deux bords de la fente*, fit d'abord *plusieurs*
« *points de suture* pour les tenir rapprochés, et les
« *rafraîchit* ensuite avec l'instrument tranchant.
« Il survint une *inflammation* qui se termina
« par la suppuration et fut suivie de la réunion des
« deux lèvres de la plaie artificielle. L'enfant se
« trouva parfaitement guéri. » Quoique les détails que donne *Robert* soient un peu vagues
et incomplets, il n'est pas permis de douter
que le dentiste *Le Monnier* n'ait pratiqué sur
cet enfant une véritable staphyloraphie. M. le
docteur *Colombe* affirme avoir eu l'idée de cette
opération en 1813, et l'avoir essayée sur le cadavre dans la même année; il ajoute de plus, qu'en
1815, il avait voulu la pratiquer sur un malade
qui ne put jamais s'y décider. Comme ces faits
n'ont pas été publiés dans le temps, et que les
priorités ne sont incontestables qu'autant qu'elles
sont imprimées, et qu'elles ont une date certaine,
on ne peut rapporter les tentatives de M. *Co-*
lombe que comme historiques, et non comme

priorité de cette opération. Il résulte de ce fait, je le répète encore, que lors même que M. *Roux* n'aurait pas le premier eu la gloire d'avoir, par des succès, fixé l'attention sur la staphyloraphie, ce qui est à mon avis la vraie priorité, cette opération délicate et hardie serait, à tous égards, une découverte due à la chirurgie française, d'autant plus que les détails publiés par l'habile opérateur prussien, le docteur *Græfe*(1), étaient passés inaperçus, n'ayant pas été suivis de succès. La staphyloraphie est une opération indiquée si fréquemment, qu'elle a été déjà pratiquée un grand nombre de fois depuis la réussite de M. *Roux*, par plusieurs chirurgiens, entre autres, MM. *Græfe*, *Alcock*, *Jousselin* de Liége, *Beaubien*, *Caillot*, professeur de la Faculté de médecine de Strasbourg, *Jules Cloquet*, *Morisseau*, *Bonfils*, *Bérard* jeune, qui a présenté, il y a peu de jours, à l'académie, un sujet qu'il a opéré avec succès; enfin, MM. *Dieffenbach*, *Ebel*, *Doniges*, *Hruby Le Senberg*, *Schwerdt Wernecke*, *Krimer*, *Stevens*, *Waren*, ont également pratiqué cette opération, et essayé de modifier la méthode de M. *Roux*, soit en proposant de nouveaux instrumens, soit dans la manière d'aviver les bords

---

(1) Journal de Hufeland, 1817.

de la division du voile du palais. Quelques-uns de ces médecins ont vainement essayé pour cela les acides concentrés, la potasse caustique, le nitrate d'argent, la teinture de cantharides et même le fer chaud, etc.; et toutes les tentatives de ce genre, non suivies de succès, prouvent que l'excision est toujours indispensable pour l'avivement, et qu'il faut toujours pour cela, avoir recours soit au bistouri droit, boutonné et étroit, conduit à la manière d'une petite scie, soit à des ciseaux coudés près du talon. On a également proposé plusieurs autres modifications, non seulement dans les pinces destinées à saisir et à fixer les lèvres de la division, mais encore dans les aiguilles à ligatures, et dans la manière de placer les fils et de faire les sutures. Comme ces modifications sont très nombreuses, et diffèrent en général très peu les unes des autres, et que d'ailleurs la nature de cet ouvrage, où je dois me restreindre, me force de ne pas dépasser certaines limites, pour ne dire que ce qui peut réellement être utile, je vais me contenter de faire connaître, en peu de mots, les instrumens que j'ai imaginés pour rendre plus facile et plus prompte l'opération dont il est question dans ce chapitre.

NOUVEAU PROCÉDÉ POUR PRATIQUER
LA STAPHYLORAPHIE.

Après avoir fait placer le malade comme pour
l'opération de l'excision de la luette et des amygdales, de manière que la lumière pénètre facilement jusque dans le pharynx, et avoir tenu les
mâchoires écartées et la langue abaissée, soit
avec mon stomascope à branches, soit avec celui
qui n'en a pas, qui occupe moins d'espace et qui
ne fait point de saillie en dehors de la bouche,
(Voyez la planche.) le chirurgien se placera en
face et un peu obliquement, assis sur un siége
solide et convenablement élevé, afin de voir facilement dans la cavité buccale. Alors, après avoir
armé d'un fil ma pince porte-aiguille, il se dispo-
sera à placer les ligatures avec les instrumens
dont je vais donner la description.

Ma pince porte-aiguille est composée de deux
lames AB, semblables à celles des pinces à dissé-
quer ; mais ces deux lames sont coudées au milieu, au moyen d'une charnière CC, pour que la
main, abaissée vers le menton, ne cache pas l'orifice externe de la bouche, comme quand on em-

ploie le porte-aiguille droit. L'une de ses branches A est composée elle-même des deux lames
minces EE, au milieu desquelles se trouve une
petite tige G qui a pour but d'entrer dans le chas
de l'aiguille H, de manière que cette dernière,
ayant traversé les tissus et se trouvant retenue par
la petite tige G, que l'on fait avancer au moyen
d'un bouton placé sur le côté de la branche K,
formée de deux lames EE, rapprochées depuis
l'articulation de la pince. L'autre tige de l'instrument B est simple comme celles d'une pince ordinaire, et n'en diffère que par sa charnière C et
son extrémité O, terminée par un chas carré et
adaptée à la tête de l'aiguille P, qui doit avoir cette
forme et dont la pointe doit être en fer de lance
et présenter dans toute sa longueur quatre à cinq
lignes au plus. (Voyez les aiguilles gravées sur
les planches, à la fin de l'ouvrage ; il y a une explication à chaque planche.)

Pour me servir de cet instrument, je m'y prends
de la manière suivante : après avoir placé l'aiguille, armée d'une ligature, dans le chas de la
branche B et l'avoir bien fixée sur la pince, j'in-
troduis dans la bouche l'instrument ainsi préparé et tenu de la main droite, et je porte seulement la tige B, armée de son aiguille, derrière

l'un des côtés de la division du voile du palais, en passant par l'espace libre qu'elle forme ; alors je saisis, avec une autre pince tenue de la main gauche, la lèvre de l'ouverture correspondante au côté droit, et, après avoir attendu quelques instans et avoir profité du moment où les parties sont en repos, je rapproche les tiges de la pince, en pressant sur elles de manière à ce que, par ce rapprochement, l'aiguille de la branche B traverse la lèvre droite du voile du palais et entre, après l'avoir traversée, dans le chas de la branche A ; je pousse alors d'avant en arrière, avec le doigt indicateur, le bouton K, qui fait avancer la petite lame G, cachée au milieu de celles de la branche A, et l'extrémité de la petite lame entrant dans la fente de l'aiguille, retient cette dernière, qui abandonne la lame B et qui, en cessant de presser les branches de la pince, se trouve libre dans la bouche et toujours armée de sa ligature. Alors, en retirant l'instrument de cette cavité, une des extrémités du fil est fixée à une des branches et l'autre à la branche correspondante, tandis que la partie moyenne du fil se trouve retenue par le voile du palais ; je coupe la ligature aux points où elle est fixée aux mords de la pince, et j'opère ensuite de la même manière pour le côté opposé.

Une chose qu'on ne doit pas perdre de vue, c'est qu'il faut tâcher de faire tomber la pointe de l'aiguille, en traversant le palais, à trois lignes au moins en dehors et près de la partie inférieure et postérieure de la division du voile de cet organe. On prépare de nouveau l'instrument et l'aiguille, après avoir débarrassé la bouche du stomascope ; ce temps de l'opération a l'avantage de laisser reposer quelques instans le malade, qui a souvent besoin de cracher et de se remettre à même de laisser de nouveau agir le chirurgien. Lorsqu'on a placé la seconde ligature, on saisit les deux bouts supérieurs, on les tire hors de la bouche pour en faire un nœud ; après cela, on retire les deux chefs libres de la ligature, jusqu'à ce qu'on sente une résistance produite par le nœud des chefs supérieurs, qui doit se trouver au dessus de la fente du voile du palais. Alors, pour ne pas être gêné par les bouts de fil restés pendans, on remonte chacun de ces fils le long des commissures labiales et des joues, et on les fixe derrière les oreilles du côté correspondant. On se conduit ensuite, pour les autres ligatures, de la même manière ; d'abord pour la seconde, puis pour la troisième, si elle est jugée nécessaire, avec les mêmes précautions et en laissant entre elles à peu près un intervalle égal. La même aiguille peut servir pour tous les fils ; on fera bien cependant, pour aller plus vîte, d'en avoir autant que de ligatures.

On procède alors au second temps de l'opération, qui a pour objet d'aviver les bords de la division palatale, en les rendant saignans, pour qu'ils soient susceptibles d'être bientôt le siége d'une inflammation adhésive. On parvient assez facilement à ce résultat, au moyen d'une pince à anneaux, ou encore mieux avec une pince que j'ai imaginée pour cela, coudée à son manche et terminée par deux mords légèrement dentelés et fixés transversalement aux tiges ; on saisira avec cette pince la portion du voile du palais la plus voisine de l'angle inférieur correspondant au bout de la luette, et, par une légère tension, on la mettra en état d'être excisée tout le long de son bord externe ; puis, avec des ciseaux dont les lames sont courbées et coudées, la pointe regardant les anneaux en sens inverse de tous les autres, on commencera l'excision de la mince bandelette que l'on veut enlever et qu'on ne lâchera pas avant d'avoir tout emporté, soit avec les ciseaux, soit avec le bistouri, en continuant jusqu'à la voûte osseuse. La résection du lambeau qui doit avoir à peu près une demi-ligne d'épaisseur s'opère avec plus de

facilité et avec plus de promptitude et de régula-
rité au moyen de mes ciseaux, qu'au moyen des
autres imaginés pour cela, et surtout avec le bistouri. On agit de la même manière sur la lèvre op-
posée de la fente, et on doit mettre la plus grande
importance à ce que les deux incisions se joignent
à angle aigu à la partie supérieure, et à ne laisser
dans cette partie et dans toute la longueur de l'a-
vivement aucun point qui ne soit saignant.

Cette seconde partie de l'opération étant terminée, on fait gargariser le malade, afin de nettoyer
et de débarrasser les ligatures du sang en caillots
qui les entoure et qui obstrue quelquefois le pharynx. Après quelques minutes de repos, on reconnaît les ligatures, et on y parvient d'autant plus facilement, que l'on a eu la précaution de mettre un
fil blanc pour la première, un gris ou d'une couleur tranchante pour celle du milieu, et enfin un
noir pour la troisième : cette précaution, qui pa-
raîtra peut-être puérile ou du moins inutile à plusieurs chirurgiens, abrège de beaucoup le temps
que l'on met à reconnaître les chefs des ligatures.
Cela fait, on noue les fils correspondans de la même couleur, en commençant par l'inférieur qui est
blanc, puis par le moyen et ensuite par le supérieur. Chaque nœud doit être double ; on cesse de

serrer le premier, lorsque les parties se trouvent en contact ; on le fait saisir alors par un aide avec une pince à anneaux , afin qu'il ne se desserre pas pendant qu'on forme le second nœud, destiné à l'assujétir ; enfin , pour terminer l'opération, on coupe les chefs des fils tout près de chaque nœud.

Lorsque l'écartement est considérable et que la réunion est difficile, M. *Roux* sépare chacune des lèvres du bord postérieur de l'os palatin par une incision transversale, ayant quatre à cinq lignes de profondeur. Les deux parties dures cèdent alors assez facilement et se rapprochent d'une manière étonnante ; on évite ainsi les tiraillemens des fils, et la plaie nouvelle qu'on a faite se ferme bientôt spontanément sans qu'on ait besoin de s'en inquiéter. Cette méthode est surtout utile lorsque l'écartement des os vient se joindre à celui des parties molles ; lorsque ces derniers font seuls éprouver de la résistance ; je pense qu'une incision longitudinale , ainsi que le pratique M. *Diffenbach* , faite à quatres lignes en dehors et de chaque côté de la division anormale, convient mieux pour vaincre la rétraction des muscles du voile du palais.

L'opération terminée , le malade doit être placé de manière à observer la tranquilité la plus par-

faite; il doit également s'interdire tout mouvement capable de troubler le travail d'adhésion
qui se fait, et garder par conséquent le silence le
plus absolu, éviter même d'avaler sa salive, ne
prendre aucun aliment ni boisson; enfin on
écartera de lui, autant que possible, toutes les
causes qui pourraient exciter les mouvemens du
voile du palais et de l'isthme du gosier, telles
que la toux, l'éternuement, le rire; toutes ces
précautions sont de la plus haute importance;
car souvent d'elles seules peut dépendre le succès
de l'opération. On fera bien, pour suppléer momentanément aux alimens et aux boissons, de
prescrire des lavemens fréquens et des bains.

Lorsque rien ne vient troubler le travail de la
réunion, on peut ôter le fil supérieur à la fin du
quatrième jour, celui du milieu le jour suivant
pour ne couper le troisième, que le sixième jour,
ou plus tard, si l'agglutination semblait ne pas être
assez complète à cette époque. Des ciseaux bien
tranchans et à pointes mousses coupent les ligatures près du nœud et pour en débarrasser les
parties, on le saisit avec des pinces, ce qui se fait
ordinairement avec facilité. On pourra permettre
alors au malade quelques cuillerées de bouillon,
puis des potages clairs, qu'il devra avaler avec

beaucoup de précaution et par petites gorgées.
A mesure que l'inflammation adhésive se dissipera,
on prescrira des alimens plus solides et plus
abondans ; on permettra d'articuler quelques
sons, d'abord faibles, pour se livrer insensi-
blement et tous les jours de plus en plus à l'exercice de la parole.

Si, comme il arrive souvent, la réunion ne s'é-
tait opérée que du côté de la luette, il ne faudrait
pas s'en inquiéter; car en avivant les bords de
l'ouverture avec le nitrate d'argent ou de mercure, ou tout autre caustique comme l'ont pratiqué MM. *Roux* et *J. Cloquet*, les parties enflammées se rapprochent, et après un temps plus ou
moins long, même quelquefois avec les seuls efforts de la nature, sans secours étrangers, l'ouverture disparaît, et l'obturation est parfaite. Dans
les cas les plus malheureux, s'il en était autrement, le malade porterait un obturateur, ou bien
le chirurgien pourrait y remédier encore d'une
autre manière, en employant la manière de
M. *Krimer* qui, dans un cas semblable, pour
fermer l'ouverture, fait à quelques lignes de ses
bords de chaque côté, et d'arrière en avant, une
incision comprenant toute l'épaisseur de la membrane palatine. Après avoir circonscrit les deux

lambeaux des parties molles, il les a disséqués pour les renverser ensuite sur eux-mêmes, et les a réunis avec des points de suture lorsqu'ils ont été ramenés sur la ligne médiane. Après quatre ou cinq jours, l'adhésion a été parfaite, et le voile du palais s'est trouvé complètement restauré.

Au lieu d'une fente, s'il existait une véritable perte de substance, soit congéniale, soit accidentelle, on devrait, à l'exemple de M. *Bonfils* de Nancy, tailler sous la voûte palatine, un lambeau suffisamment large, disséqué et renversé d'avant en arrière, que l'on adapterait ensuite à la forme de l'échancrure, et que l'on maintiendrait en place au moyen de la suture. Les tentatives de M. *Bonfils* et *Krimer*, corroborées de plus par le raisonnement et les principes de la chirurgie, militent en faveur de ce dernier moyen, que cependant, selon nous, on ne devrait employer qu'après avoir essayé, ainsi que l'ont fait avec succès, MM. *Delpech* et *Velpeau*, la cautérisation, soit avec le fer rouge, soit avec le nitrate d'argent ou de tout autre caustique.

Comme la staphyloraphie est une conquête de la chirurgie moderne, nous croyons qu'il doit être permis à tous ceux qui sont à même de la pratiquer, de modifier cette opération d'après leurs idées particulières et l'état des parties à rapprocher, soit en employant des instrumens nouveaux, soit en se servant, d'une autre manière, de ceux qui sont déjà connus.

C'est dans cette conviction, et surtout avec le désir d'être utile en généralisant davantage une opération aussi délicate que laborieuse, que j'ai imaginé des instrumens plus commodes et qui exigent moins d'habileté et d'adresse de la part de l'opérateur. Les essais nombreux que j'ai faits sur le cadavre, et le succès que j'ai obtenu sur Mme *Liautard* (1), en présence de MM. *Guérard*, *Lefeire*, *Bossan*, m'ont prouvé qu'avec le secours de mes instrumens, la staphyloraphie est beaucoup plus facile que par la méthode de M. *Roux*. Cette opération ne réussit si souvent dans les mains de ce savant professeur que par la grande habileté dont il donne tous les jours de nouvelles preuves, qui augmentent encore, s'il est possible la réputation immense dont il jouit.

Si la staphyloraphie exige beaucoup d'adresse de la part de l'opérateur, elle exige du malade

----

(1) Madame Liautard avait une division de la luette qui s'étendait jusque sur le voile du palais; j'ai réuni les parties avec deux points de suture. L'opération a complètement réussi.

beaucoup de patience, de courage et de docilité;
aussi ne doit-on la pratiquer que sur des sujets
assez raisonnables pour se soumettre non seulement aux privations momentanées qu'elle impose,
mais encore aux manœuvres longues et pénibles
qu'elle nécessite. On ne peut donc l'employer que
sur les personnes adolescentes ou dans un âge
plus avancé encore; souvent chez ces derniers, il
y a des contre-indications, telles que les irritations du pharynx et de tous les organes de la
respiration, qui, provoquant ordinairement la
toux, font nécessairement avorter le travail de la
réunion.

Cette opération peut être appliquée aux plaies
récentes et accidentelles du voile du palais et aux
perforations de cet organe, qui sont si souvent
produites par des ulcères de différente nature.
On devrait également la pratiquer, si, pour extraire un corps étranger du pharynx, ou pour
faire l'ablation d'un polype ou de tout autre tumeur, on était obligé de fendre le voile du palais,
que l'on réunirait ensuite au moyen d'une ou de
plusieurs sutures, selon les circonstances et l'état
des parties.

DE L'APHONIE

ET

DE LA DYSPHONIE.

Non omnia omnibus prosunt auxilia.

MORGAGI.

L'aphonie, *aphonia* du latin, de α privatif et φονη, *la voix* du grec, est une incapacité de produire les sons vocaux, qui est toujours accompagnée de la privation de la parole *sonore*.

La *dysphonie* (1) est une altération de la voix qui rend son émission plus ou moins difficile, et souvent même douloureuse.

Ces affections ne doivent pas être confondues avec la mussitation et le mutisme; dans ce der-

---

(1) Du grec δυς difficilement et φονη la voix.

nier cas, l'émission de la voix simple n'est pas lésée, mais n'étant pas modifiée par le mouvement de la langue, des lèvres et des autres parties chargées d'articuler les sons ; ceux-ci, pour cette raison, ne peuvent être formés. Dans la mussitation au contraire, les mouvemens des organes phonateurs ont lieu, mais ils ne sont pas précédés, ni suivis *d'aucune espèce de son vocal*, même le plus faible. Dans l'aphonie complète, la voix sonore est tout à fait détruite, mais on peut, comme on le dit improprement, *parler à voix basse* et exprimer sa pensée par la voix aphonique à de petites distances, ce qui n'a pas lieu dans la mussitation.

Si, comme le prétendent ceux qui comparent le larynx à un instrument mécanique, la voix était seulement le résultat des vibrations que l'air, sortant des poumons, éprouve en traversant la glotte, il serait bien difficile de comprendre pourquoi cet organe admirable est altéré ou se perd même tout à fait dans une foule de maladies, quoique le larynx n'éprouve souvent alors, aucune lésion, aucune altération, ni dans ses muscles, ni dans ses membranes, ni dans ses cartilages. Ces modifications de la voix doivent cependant dépendre d'une cause qu'il faut chercher ; cette cause

(169)

selon nous ne peut être qu'un nouveau mode de vitalité imprimé à l'organe vocal par la réaction sympathique d'une autre affection plus ou moins éloignée.

On peut donc dire que la voix n'est pas une simple vibration, mais qu'elle est vivante, et qu'elle est animalisée comme les organes qui la produisent. La voix étant l'expression sonore de nos sentimens, elle doit nécessairement changer avec ceux qu'elle exprime; elle doit donc être modifiée par les maladies qui influent sur la vitalité de tout le système ou qui réagissent sympatiquement sur les organes vocaux.

La dysphonie ou difficulté d'émettre les sons et l'aphonie ou extinction complète de la voix, sont le plus ordinairement symptòmatiques et ne peuvent, pour cette raison, être étudiées par elles-mêmes sous le rapport pratique; mais en considérant ces altérations de la voix comme étant des symptômes ordinaires d'une autre affection, il est de la plus grande importance qu'on leur apporte la plus sérieuse attention.

L'aphonie que l'on observe dans les fièvres ataxiques continues, rend presque toujours le pronostic funeste; il en est de même dans les fièvres adynamiques, et les phlegmasies compli-

11

qnées d'adynamie, où les altérations de la voix, jointes à plusieurs autres signes fâcheux, sont presque toujours suivies de la mort. L'auteur du livre des Coaques regarde comme un très mauvais signe l'aphonie accompagnée d'une grande faiblesse et d'une respiration élevée et pénible. Selon lui, la perte de la voix était également du plus fâcheux augure dans les maladies aiguës, surtout dans celles qui se manifestaient avec excès de douleur; il en était de même dans les fièvres avec convulsions et délire sourd, ou bien avec délire et assoupissement. *Hippocrate* rapporte encore dans son livre des épidémies plusieurs observations qui confirment pleinement la vérité de ses sentences et la justesse de son pronostic.

Lorsque l'aphonie est sympathique en tant qu'elle dérive d'une lésion étrangère au larynx et au gosier, il faut dans ce cas l'étudier sous le rapport du traitement, en cherchant à combattre l'état morbide qui l'a produite et à découvrir les sympathies des organes éloignés qui réagissent sur l'appareil vocal.

Si au contraire les altérations de la voix dépendent d'un état pathologique des organes phonateurs proprement dits, il est évident que le traitement doit être subordonné à la nature de l'affection, et qu'il faudra souvent avoir recours soit à la médecine, soit à la chirurgie, suivant les circonstances que je vais bientôt faire connaître.

En me rapportant aux diagnostics qui sont propres à chaque genre d'affection, j'établirai les moyens de guérison qu'il convient de mettre en usage et les agens thérapeutiques qui m'ont le plus souvent réussi, ayant soint cependant de faire connaître mes insuccès et de démontrer le danger de plusieurs méthodes empiriques employées jusqu'à ce jour.

Pour rendre plus facile l'étude des affections de la voix, j'en ai fait une classification dans laquelle je les divise en quatre genres, soit qu'elles constituent l'aphonie, soit qu'elles produisent seulement la dysphonie, qui consiste dans une difficulté plus ou moins grande d'émettre les sons vocaux.

TABLEAU SYNOPTIQUE

DES

MALADIES ET DES LÉSIONS ORGANIQUES

QUI PEUVENT CAUSER

L'APHONIE ET LA DYSPHONIE

Iᵉʳ GENRE.

Aphonies et dysphonies idiopathiques, prenant leur origine dans une lésion physiologiques, anatomique ou traumatique des organes vocaux.

Elles peuvent être causées par les inflammations du larynx, par celles de la trachée, des bronches, de l'isthme du gosier, des amygdales de la luette, du voile du palais, par la phthysie laryngée, l'œdème de la glotte, l'épaississement de la muqueuse pharyngo-laryngienne, l'atonie et la paralysie des muscles du larynx et du pharynx, le spasme de ces organes, par le prolapsus de la luette, par sa division et celle du voile du palais et des os palatins, enfin par des blessures ou contusions du larynx et de la trachée, ou une fistule siégeant au dessous de la glotte, enfin par la section ou une lésion des nerfs laryngés et pneumogastriques, etc., etc.

II GENRE.

Aphonies et dysphonies symptòmatiques de certaines maladies qui affectent toute l'économie.

Elles peuvent être causées par des fièvres adynamiques et ataxiques, par certaines affections vermineuses, la phthysie pulmonaire par l'anévrisme de l'aorte qui comprime alors le nerf recurrent gauche, par des lésions de la moelle épinière, le gonflement excessif du ventre, par l'apoplexie, l'hémiplégie, l'anémie, l'asthénie générale, les convulsions, l'épilepsie, l'hystérie, la catalepsie, la chorée, la rage, le choléra, la phrénésie, les affections morales vives, telles que la peur, la colère, la joie, etc., enfin par l'abus des liqueurs alcooliques et l'introduction dans l'économie de certaines substances vénéneuses ou narcotiques, etc., etc.

III GENRE.

Aphonies et dysphonies sympathiques, dépendantes de la réaction qui résulte d'un état pathologique de certains organes plus ou moins éloignés, et n'ayant aucun rapport immédiat avec l'appareil vocal.

Elles peuvent être causées par un prolapsus ou un engorgement de la matrice, par la présence d'un polype dans la cavité de cet organe, par des ulcérations siégeant sur son col, par l'état de grossesse, par l'aménorrhée, la dysménorrhée, la suppression brusque ou l'approche des règles, par l'engorgement ou l'inflammation d'un ou des deux testicules, par l'hépatite chronique, un dérangement dans le système de la veine-porte ou l'atonie des premières voies, enfin par la suppression ou la diminution d'un émonctoire naturel ou artificiel, par la transpiration long-temps entretenue ou arrêtée brusquement, surtout aux pieds et à la périphérie cutanée.

IV{:e} GENRE.

Aphonies et dysphonies spécifiques, résultant d'une affection étrangère primitive ou consécutive qui s'est portée sur les organes vocaux.

Elles peuvent être causées par un vice vénérien, scrophuleux, scorbutique, arthritique, rhumatismal, goutteux, psorique, herpétique, par presque toutes les affections exanthématiques, enfin par l'emploi mal dirigé des préparations d'iode et de mercure, qui donnent quelquefois naissance à des engorgemens et à des ulcérations d'une nature particulière.

Comme il n'entre pas dans le plan de cet ouvrage de traiter de toutes les affections générales ou locales que je viens d'indiquer dans ce tableau synoptique, je préviens mes lecteurs que je vais me contenter d'examiner seulement les altérations et les lésions des organes producteurs de la voix, prises dans leur ensemble et en particulier. Je passerai donc sous silence toutes les maladies aiguës, ainsi que toutes les affections générales du second genre qui affectent toute l'économie et donnent naissance à l'aphonie ou à la disphonie *symptomatiques.*

Parmi les lésions qui ont le plus spécialement fixé mon attention, se trouvent les suivantes :

1° Le gonflement chronique des amygdales.

2° Le prolongement organique de la luette.

3° La division de cet organe et du voile du palais.

4° Les ouvertures fistuleuses de la trachée.

5° Les inflammations des organes vocaux.

6° Les aphonies sympathiques.

7° Les aphonies spécifiques.

8° Les aphonies nerveuses.

9° Les aphonies résultant de l'atonie de la membrane muqueuse laryngo-pharyngienne et des muscles producteurs et modificateurs de la voix.

DU GONFLEMENT CHRONIQUE DES AMYGDALES.

Parmi les maladies des organes qui font partie de l'isthme du gosier, il n'en est pas de plus fréquentes que l'hyperthrophie des amygdales. Le gonflement chronique de ces glandes se forme sous l'influence d'inflammations et d'irritations aiguës souvent renouvelées qui produisent à la à la longue une dilatation permanente de leurs vaisseaux sanguins, et par suite une plus grande quantité de matériaux nutritifs de ces organes.

Ce gonflement augmente en raison du nombre des inflammations de l'isthme du gosier ; d'abord

il ne produit qu'un peu de gêne dans la déglutition et une légère altération de la voix, surtout
dans les sons aigus du second registre; mais il arrive souvent que l'engorgement considérable persiste et constitue alors l'hyperthrophie des amygdales qui peut être portée à un tel degré, que ces glandes touchent la luette, et rétrécissent tellement l'isthme du gosier, que l'émission des sons est presque impossible et que la respiration se trouve extrêmement difficile. La voix devient très sourde et nasonnée, la prononciation des mots est changée et empâtée; et les personnes atteintes de cette affection parlent toujours comme si elles avaient la bouche tout à fait pleine d'alimens. Un autre inconvénient non moins grand vient se joindre à ceux déjà signalés. C'est que, pendant la déglutition, les alimens, surtout les liquides, sont rejetés par les fosses nasales, parce que le voile du palais, gêné dans ses fonctions par les amygdales, dont le volume est considérablement augmenté, ne peut se relever et fermer complètement les ouvertures postérieures des sinus nasaux. Lorsque le mal est parvenu à ce point, il est urgent d'y apporter remède; nous allons faire connaître les moyens qui nous ont réussi en pareil cas.

Si le gonflement n'était pas très ancien et qu'il ne soit pas trop considérable, comme cela a souvent lieu après un rhume prolongé, on se conduirait comme dans les amygdalites aiguës, et on emploierait les antiphlogistiques, les révulsifs et les sudorifiques pris chauds, auxquels on joindrait avec avantage quelques gargarismes astringens. Si ces moyens ne réussissaient pas complètement, il en est un autre qui manque rarement son effet, et qui ramène promptement les amygdales à leur état normal; c'est la cautérisation, comme je l'indique, page 138, faite avec le nitrate d'argent promené sur toute la périphérie de ces glandes. Ce moyen, que j'ai très souvent employé avec succès, a également réussi entre les mains de mon ami et confrère, le docteur *Carron-Duvillards*, jeune médecin distingué dans la pratique et la littérature médicale, et à qui la science doit plusieurs découvertes importantes, surtout dans la thérapeutique des maladies des yeux. Si l'on employait pour la cautérisation un caustique liquide ou une solution de nitrate d'argent porté sur les organes à l'aide d'un pinceau de linge ou de charpie, on aurait soin de ne pas le charger trop fortement, de peur que des gouttes du liquide ne tombent sur les parties saines de la bouche ou du gosier ; lorsque l'opération sera terminée, on fera gargariser le malade avec de l'eau d'orge miellée, afin d'entraîner au dehors les parties du caustique qui n'auraient point agi sur les surfaces malades.

Si le gonflement des amygdales dépendait d'une diathèse scrophuleuse, comme j'ai eu occasion d'en remarquer plusieurs cas ; alors le traitement antiphlogistique serait plutôt nuisible qu'utile, et avant d'en venir aux cautérisations, on emploierait avec succès les préparations d'iode ; telles que des frictions faites avec de la pommade d'hydriodate de potasse sur la partie supérieure et externe du cou, correspondante à la face externe des amygdales ; on devrait joindre à ces moyens des gargarismes faits avec une livre d'eau distillée tenant en dissolution quatre grains d'iode, et il sera également avantageux de prendre quelques bains salés ou d'eau de savon, et encore mieux des bains d'eau de mer. On fera en même temps usage de frictions sèches sur la peau avec de la laine imbibée d'une substance alcoolisée ; on ajoutera à ces moyens les eaux minérales ferrugineuses et les boissons amères de houblon et de gentiane ; enfin on complètera le traitement par la cautérisation avec le nitrate d'argent.

Lorsque le gonflement est très considérable, et qu'il a les inconvéniens que j'ai signalés plus haut, ou lorsque surtout on aura inutilement employé, comme dans des cas moins graves, la cautérisation et tous les autres moyens, il faudra avoir recours à l'excision des amygdales, et employer le procédé que j'ai décrit, parce qu'il me paraît plus facile et moins dangereux que tous les autres. Du reste, chacun sera libre d'opérer comme bon lui semblera, et de modifier cette opération suivant les circonstances et le courage du malade.

Enfin une chose qu'il ne faut pas perdre de vue dans le traitement du gonflement chronique des amygdales, c'est que souvent à cette affection se joignent l'empâtement de la bouche et de fréquentes envies de vomir. Les médecins, même instruits, qui n'ont pas bien observé ces maladies, regardent ces phénomènes comme des symptômes d'une irritation de l'estomac, qu'ils veulent combattre le plus souvent, tandis que les phénomènes qu'ils ont observés sont purement locaux. L'empâtement et la fétidité de la bouche dépendent de l'altération des mucosités de cet organe, par suite d'une sécrétion morbide de la membrane muqueuse qui couvre les amygdales,

ou par l'irritation qui s'est propagée par continuité de tissu sur toute la muqueuse bucco-pharyngienne. Les envies de vomir sont dues à l'inflammation consécutive de la luette, au frottement de cet organe contre la base de la langue.
Ce dernier phénomène disparaît aussitôt que les
amygdales ont repris leur état normal ou qu'elles
ont été extisées.

Les tonsilles sont encore sujettes à plusieurs
affections qui altèrent *toujours* plus ou moins la
voix. Ainsi il se forme quelquefois dans ces glandes des espèces de calculs résultant de l'épaississement de la matière muqueuse et de la cristalli-
sation des sels qui entrent dans la composition
chimique du mucus amygdalin. Il résulte de cela
des concrétions qui sont tantôt tendres et visqueuses, tantôt dures et cristallines et d'une couleur jaunâtre. Les premières sont susceptibles de
s'altérer et de se putréfier dans le corps même
de l'amygdale, ce qui fait exhaler de la bouche
une odeur des plus fétides, aussi insupportable
pour les malades que pour les personnes qui vivent avec eux. Les concrétions de la seconde espèce, exclusivement composées de phosphate de
chaux, sont imputrescibles comme toutes les concrétions salines. Elles distendent quelquefois les

amygdales d'une manière extraordinaire, et dila-
tent les lacunes de ces glandes au point que leurs
ouvertures en sont béantes, et permettent de les
apercevoir et de les toucher avec un stylet en faisant largement ouvrir la cavité buccale.

Un des symptômes qui indiquent le plus sûrement que le gonflement des amygdales a pour
cause la présence de ces calculs, c'est que les
personnes qui y sont sujettes rejettent souvent en
crachant quelques petits fragmens de ces concrétions qui se détachent et tombent dans le gosier.
Si la déglutition se trouvait gênée et la voix altérée dans le chant et la parole, le seul moyen de
remédier à ces inconvéniens serait de pratiquer
l'excision des amygdales, comme je l'ai fait une
fois avec succès, et comme M. *Blandin* l'a pratiqué également il y a peu de temps.

Il se développe également dans les amygdales,
bien rarement, à la vérité, de véritables *acépha-
locystes*, ou vers vésiculaires, qui font que ces
glandes prennent un accroissement considérable,
que l'on confond presque toujours avec leur hypertrophie proprement dite. Mais dans ce cas,
l'erreur de diagnostic n'a point d'inconvénient,
si surtout on pratiquait l'excision; car cette opération est le seul moyen qui puisse réussir, ainsi

que je l'ai vu pratiquer à M. le professeur *Du-puytren*. Je vais rapporter l'observation dont je veux parler.

Un jeune homme se présenta à la consultation du célèbre et habile chirurgien que je viens de citer, pour un gonflement excessif d'amygdales qui altérait considérablement sa voix, et le gênait beaucoup dans la déglutition. M. *Dupuytren*, jugeant l'excision de la glande comme étant le meilleur remède à apporter, le malade, qui avait mis bien justement sa confiance dans le savant opérateur qu'il consultait, pria ce dernier de pratiquer l'opération, qui causa un étonnement auquel on s'attendait peu, lorsque pendant l'incision on vit s'écouler une liqueur abondante, et que sur la partie enlevée on aperçut la moitié d'un kiste dont le peu d'adhérence, l'élasticité et la couleur opaline ne laissèrent aucun doute sur sa nature. Le reste de cette poche vésiculaire fut extrait avec la plus grande facilité, et l'opération fut suivie d'une guérison complète.

Les amygdales sont encore sujettes à plusieurs autres maladies, telles que le cancer, qui est incurable, et heureusement très rare, certains abcès qui s'ouvrent souvent sans le secours de l'art, enfin des ulcérations de diverse nature, qui exigent des traitemens appropriés, dont l'étendue de cet ouvrage ne nous permet pas de parler, mais dont il sera cependant question en traitant des aphonies *spécifiques*.

DU PROLONGEMENT ORGANIQUE DE LA LUETTE ET DU PROLAPSUS DE CET ORGANE.

La luette est un appendice conoïde, libre et flottant dans le gosier. Son sommet est tourné en bas vers la face dorsale de la langue, et sa base est unie au voile du palais, dont elle est un prolongement. La longueur et la largeur de la luette varient selon les individus, et ses deux faces opposées présentent un raphée qui est souvent très prononcé. La structure de cet appendice, qui est peu compliquée, renferme un grand nombre de follicules muqueux, et se trouve formé par le rapprochement des deux muscles palato-staphylins, qui sont tantôt distincts, tantôt confondus, ce qui est le plus souvent, en un seul muscle.

La luette est recouverte de toutes parts par la membrane muqueuse *bucco-pharyngienne*, et se trouve formée par deux parties latérales bien distinctes chez les jeunes sujets, mais réunies plus tard au niveau du raphée. Chez quelque sindividus, les deux parties de la luette restent séparées pendant toute la vie, par suite d'un trouble survenu dans leur formation , et cette division se continue même assez souvent dans toute la longueur du voile du palais, dont nous aurons bientôt à nous occuper. La luette peut également ne pas exister. Souvent il n'en résulte aucun inconvénient, mais plus souvent aussi la parole, le chant dans les notes aiguës et la déglutition s'exécutent avec plus ou moins de difficulté.

Il y a peu de parties dont la sensibilité soit plus prononcée que celle de la luette , lorsque le sommet de cet organe est irrité par le contact de la langue, ou qu'il est mis en jeu par une irritation un peu vive, l'estomac se trouve excité sympathiquement, et il en résulte des nausées, même quelques vomissemens; c'est pour cette raison que lorsqu'on veut ajouter à l'action d'un vomitif, on porte presque instinctivement le doigt sur cet organe que l'on titille également dans le même but avec les barbes d'une plume.

En raison de sa sensibilité excessive, la luette est sujette à plusieurs maladies et à des inflammations fréquentes qui lui font acquérir un développement et souvent un état de prolapsus plus ou moins considérable qui passe quelquefois à l'état chronique, et qui constitue alors une véritable hypertrophie de la couche glanduleuse de cet organe. D'autres fois ce prolongement et ce développement morbide de la luette dépendent d'un œdème sous - muqueux qui cède toujours à l'action du nitrate d'argent, après plusieurs cautérisations, faites comme je l'ai indiqué, page 126 au moyen de mon *staphylocauste*. Ce moyen, qui a été également mis en pratique par le docteur *Bennati*, a souvent réussi entre mes mains, non-seulement dans l'œdème sous-muqueux de la luette, mais encore dans l'hypertrophie et le prolapsus complet de cet organe.

L'infiltration séreuse de l'uvule est plus fréquente dans les pays du nord qui sont froids et humides, et on la remarque le plus souvent chez les individus lymphatiques et sujets aux affections catarrhales. Elle se manifeste dans certains cas d'une manière brusque, à la suite de boissons froides, lorsque la peau est couverte de sueurs. ou bien à la suite d'un refroidissement subit de tout le corps ou des pieds seulement. Une jeune dame de mes parentes a été atteinte d'une infiltration de l'uvule, à la suite d'une glace prise dans un bal, ayant très chaud après avoir dansé. Sa luette avait acquis en peu de temps un volume considérable, au point qu'elle avait perdu sa forme primitive, et était devenue bosselée, pâle et demi-transparente. Des cautérisations et des gargarismes-astringens ramenèrent bientôt cet organe à son état normal, qui du reste ne lui faisait éprouver aucune douleur avant le traitement, mais seulement la gênait beaucoup en parlant et lui donnait souvent envie de tousser et de vomir. Dans les inflammations chroniques de la luette, l'organe acquiert un volume beaucoup moindre, sa couleur est beaucoup plus foncée que dans l'état naturel, et il devient le siége d'un sentiment d'ardeur et de cuisson qui se propage du voile du palais aux parties voisines, et qui peut, dans un grand nombre de cas causer une aphonie complète ou au moins une dysphonie notable. Dans ce cas il faut employer d'abord les antipholologistiques, la saignée générale, les sangsues en grand nombre, placées à la marge de l'anus, les lavemens émolliens, les boissons chaudes acidulées, principalement la limonade de tamarin, les gargarismes astringens, surtout ceux faits avec le sulfate d'alumine ou de zinc, l'application d'un large vésicatoire à la nuque, les grands bains, les bains de pieds avec addition d'acide hydrochlorique, les moxas à la partie postérieure du cou. Lórsque cet état inflammatoire de la luette parait coïncider avec une suppression des règles ou d'un flux hémorrhoïdal, on emploiera avec avantage les emménagogues, les préparations martiales, surtout celle de sous-carbonate de fer. Les purgatifs aloétiques, les frictions sur les membres inférieurs, enfin on tâchera par tous les moyens indiqués de combattre le mal, soit en agissant en même temps sur l'organe malade, soit sur ceux chez lesquels des émunctoires naturels ou artificiels se sont brusquement supprimés.

Des ulcérations vénériennes affectent quelquefois la luette au point d'opérer sa destruction; dans le cas où la présence du vice vénérien serait bien constatée, il faudra joindre au traitement anti-syphilitique général et local des cautérisations avec le nitrate acide de mercure sur les surfaces ulcérées, et on terminera le traitement par l'emploi des gargarismes astringens minéraux.

A la suite des exercices trop prolongés des organes vocaux, comme cela arrive quelquefois dans certaines professions, par exemple chez les chanteurs, les orateurs, les joueurs d'instrumens à vent,

les crieurs publics, etc., le voile du palais et la luette
surtout, tombent dans un état d'atonie qui occa-
sionne chez cette dernière un relâchement et un
prolapsus qui peut avoir les plus graves inconvéniens, puisque, ainsi que l'observe M. *Lisfranc* (1),
il peut en résulter quelquefois une phthisie laryngée mortelle, ou des irritations gastriques et
bronchiques, produites et entretenues par le chatouillement de la gorge exercé par l'extrémité libre et flottante de l'organe relâché et procident.

La chute de la luette seulement par la sensa-
tion désagréable qu'elle produit en provoquant,
comme nous l'avons déjà dit, des envies conti-
nuelles d'avaler et de vomir, serait déjà une
grande incommodité; mais elle joint encore à cela
l'inconvénient grave de gêner et même d'empêcher complètement la modulation et l'articulation
des sons dans le chant, et la parole surtout, ainsi
que l'observe M. *Bennati,* lorsque ces actes sont
successifs comme dans la lecture prolongée, le
débit oratoire et le chant surtout, qui alors est
rendu impossible. Souvent il peut en résulter une
aphonie complète et permanente par le dessèche-

____

(1) **Mémoire sur les fonctions de la luette.**

ment du gosier et les efforts plus ou moins grands que l'on fait toujours pour parler.

Dans ce cas, il faut, comme dans ceux que j'ai déjà cités, avoir recours promptement à la cautérisation de l'organe et aux gargarismes astringens. Si par ces moyens on n'obtient pas bientôt un changement notable en mieux, et que la faculté contractile du muscle palato-staphylin, ne soit pas sensiblement augmentée et si surtout la personne n'est pas chanteur de profession, on aura promptement recours à l'excision de la luette qui est une opération prompte et peu douloureuse. Il ne peut résulter d'ailleurs de cette opération, et cela n'est pas constant, que l'inconvénient de permettre plus facilement aux mucosités nasales de tomber dans le gosier, et d'empêcher quelquefois comme dans l'excision des amygdales, la formation de quelques notes aiguës du *faucet* ou du second registre. Chez les personnes qui ont une voix de basse ou seulement une voix du médium toute *laryngienne*, ce dernier inconvénient est beaucoup moins à redouter; or il ne peut pas être mis en balance avec ceux qui résultent d'un prolapsus de la luette (voyez page 132 la méthode qui j'emploie pour exciser ou cautériser cet organe).

Chez les personnes qui ont une division du voile du palais, la luette est toujours divisée; il arrive même quelquefois que l'une des moitiés de cet organe s'est plus développée que l'autre, et il semble dans ce cas que la séparation n'est pas médiane. Lorsque la division se borne à la luette et que le malade n'en éprouve que peu de gêne dans l'articulation et la modulation des sons, il ne faut pas tenter une opération; dans le cas contraire, il faudra se conduire comme pour la division du voile du palais, dont nous allons nous occuper dans le chapitre suivant.

DE LA DIVISION DU VOILE DU PALAIS.

Le voile du palais est une demi-cloison membraneuse et musculaire, située au dessus de la partie postérieure de la cavité bucco-pharygienne; il est mobile inférieurement et postérieurement, et adhérent supérieurement et antérieurement au bord postérieur de la lame horizontale des os palatins. Il continue latéralement avec le pharynx, et au milieu de son bord libre inférieur descend le prolongement conoïde dont nous venons de parler et auquel on a donné le nom de luette ou avule. Sur les parties latérales de cet appendice qui continue les bords inférieurs de la cloison palatine, on remarque de chaque côté une espèce l'arcade qui donne naissance à deux replis qu'on nomme *piliers du palais* qui se trouvent unis supérieurement et séparés inférieurement, par les amygdales qui sont logées dans leur écartement; les piliers antérieurs ont leur base sur les parties latérales de celle de la langue, et les piliers postérieurs se confondent avec les parties latérales du gosier; les premiers sont formés par le muscle glosso-staphylin, et les derniers ou postérieurs par le muscle pharyngo-staphylin.

La partie mobile du palais se compose d'abord en avant par la membrane muqueuse de la bouche, et en arrière par la membrane pituitaire qui se confond avec la première inférieurement du côté de la luette. Sous ces deux membranes on trouve sur les deux faces une couche de follicules muqueux qui recouvre un plan musculaire formé par les fibres des palato-staphylins et des peristaphylins internes et externes. Les artères du voile du palais viennent de la palatine, de la linguale et de la maxillaire interne et ses nerfs viennent du trifacial et du glosso-pharyngien.

Ainsi que les lèvres, le voile du palais est sujet à des divisions qui sont congéniales, et quelquefois accidentelles. Si les divisions congéniales qui sont beaucoup plus fréquentes occupent presque constamment la ligne médiane, c'est qu'elles dépendent toujours de la même cause, c'est à dire, qu'elles sont le résultat d'un défaut de réunion entre les parties placées de chaque côté de la ligne médiane du corps par suite d'un développement incomplet pendant la vie intra-utérine ; quelquefois cependant les divisions congéniales se trouvent un peu de côté, mais on n'en a jamais observées qui soient doubles.

Les divisions palatines accidentelles dépendent quelquefois de lésions traumatiques, mais le plus souvent d'ulcérations vénériennes ; elles peuvent avoir leur siége soit à droite soit à gauche, ou au milieu, de même que quelquefois elles sont multiples et se présentent sous les formes d'échancrures toujours limitées par la voûte osseuse, tandis que les divisions congéniales s'étendent souvent jusque vers l'arcade dentaire et se continuent avec le bec de lièvre simple ou double, si les malades en sont simultanément affectés.

La division du palais, bornée à la luette, lui donne une apparence bifurquée, qui a fait désigner cet appendice ainsi conformé par l'épithète de *bifide*. Quand la division est portée plus loin sans se prolonger cependant au delà des limites du voile du palais, les deux moitiés divisées sont séparées l'une de l'autre de manière à laisser entre elles un écartement ou intervalle triangulaire à sommet supérieur et par conséquent à base inférieure. Ces deux parties plus ou moins écartées et susceptibles de se rétracter et de se rétrécir par l'action des muscles péri-staphylins, sont terminées chacune par la moitié de la luette qui leur appartient, et les lèvres de la solution de continuité qu'elles forment, sont arrondies et recouvertes par une membrane muqueuse dont la couleur ne diffère pas ou du moins très peu de celle qui recouvre le palais.

Lorsque la division ne se borne pas à la luette et au voile, mais qu'elle se prolonge jusque sur les os palatins, l'écartement cesse d'être triangulaire et continue avec celui qui sépare les parties dures, qui peut être très considérable, et qui laisse toujours une large communication entre la bouche et les fosses nasales.

Les inconvéniens qui sont le résultat constant des divisions du palais sont nécessairement proportionnés à la grandeur de la division. Lorsque cette dernière se borne à la luette, elle gêne toujours un peu la déglutition et altère constamment la parole et la voix, surtout dans les sons aigus; mais elle a de plus grands inconvéniens au contraire, quand elle se prolonge dans toute la hauteur du voile du palais et à plus forte raison des os palatins. Dans ce cas, la parole est presque tout à fait impossible, surtout l'articulation des sons gutturaux; la voix est très désagréable et nasonnée, et les infortunés affligés de ce vice organique sont condamnés à être presque complètement inintelligibles surtout avec les personnes qui n'ont pas l'habitude de les entendre. La déglutition est chez eux extrêmement difficile et une partie des alimens, surtout des boissons, remontent dans les fosses nasales. L'enfant à la mamelle, né avec cette infirmité, ne peut prendre le sein, sa langue n'embrasse pas assez exactement le mamelon et ne peut pas faire le vide dans l'intérieur de sa bouche, parce que la base de cet organe se trouve dans l'impossibilité de s'appliquer exactement contre les parties divisées.

On est obligé de le tenir dans une position verticale et de presser la mamelle de la nourrice pour faire couler le lait que les efforts de succion ne peuvent pas extraire. Dans certains cas on est obligé d'avoir recours à l'allaitement artificiel, et de quelque manière qu'on lui présente les alimens et les liquides, c'est toujours avec la plus grande difficulté qu'il les avale et encore la plus grande partie passe par le nez ou se trouve rejetée au dehors par les narines. Il ne pourra également, ni souffler, ni jouer d'un instrument, ni boire en humant, ni siffler; et lorsque plus tard il voudra essayer de parler, il se trouvera dans l'impossibilité de le faire et ne rendra que des sons inarticulés, surtout si à la division du voile du palais vient se joindre encore celle des os palatins et de la lèvre supérieure, ce qui constitue ce qu'on appelle un *bec de lièvre*. Dans ce dernier cas qui malheureusement n'est pas extrêmement rare, toutes les incommodités qui résultent de la division palatine se font sentir au plus haut degré. Avant les tentatives et les succès de M. le professeur *Roux* et *Græfe* de Berlin, on était obligé d'abandonner à leur malheureuse destinée la plupart des personnes atteintes de ce vice organique; on avait seulement dans quelques cas la seule ressource d'employer des obturateurs : aujourd'hui ce défaut de conformation, grâces aux progrès de la chirurgie moderne, cesse d'être incurable, et on peut le plus souvent y remédier par une

opération que nous avons décrite plus haut, et
que son *véritable auteur* M. *Roux* a désignée sous
le nom de staphyloraphie : (voyez la page 145,
et les suivantes).

DES FISTULES AÉRIENNES QUI PRODUISENT L'APHONIE ET LA DYSPHONIE.

La trachée et le larynx peuvent être le siége
de lésions accidentelles qui, dans un grand nombre de cas, peuvent produire l'aphonie complète
ou au moins la dysphonie.

Parmi ces lésions, on doit ranger les solutions
de continuité siégeant sur le tube aérien, par
suite de blessures non cicatrisées et des plaies
d'armes à feu et d'instrumens tranchans ; il en
est de même de celles qui sont produites par des
ulcérations syphilitiques, et des érosions ulcé-
reuses, susceptibles d'être entretenues par le passage de l'air et de dégénérer en fistules qui ont
également quelquefois pour cause une phlegmasie chronique, ou une carie des cartilages du larynx ou de la trachée. Ces ouvertures fistuleuses

qui peuvent être plus ou moins larges, sont
oujours déprimées et quelquefois entourées de
duretés calleuses et garnies d'un cercle rougeâtre
à leur intérieur. Comme l'air qui s'échappe des
poumons ou qui y pénètre, sort souvent complètement ou en partie par ces fistules selon leur
grandeur plus ou moins variable, il en résulte que
la voix modulée et articulée n'est formée que très
difficilement et qu'il est quelquefois même impossible de faire entendre aucun son vocal. S'il arrivait
qu'après une blessure quelconque, il restât une
ouverture fistuleuse, on la soumettrait au traitement des fistules en général, qui consiste à aviver les bords après les avoir détachés et à les réunir ensuite avec exactitude au moyen d'une compression méthodique. Si ce moyen ne réussissait
pas, on pourrait avoir recours à la bronchoplastie,
comme l'a fait avec succès M. le professeur *Dupuytren*, ou bien si la fistule était trop large, on
pourrait imiter la conduite de M. *Velpeau* qui
dans un cas semblable tailla un lambeau cutané
le renversa de bas en haut et après l'avoir roulé
dans la fistule l'y fixa par deux points de suture.
Cette opération hardie fut exécutée avec habileté
et succès le 1ᵉʳ février 1831 ; et le jeune belge,
âgé de vingt-trois ans nommé *Philibert Colot*, qui

fait le sujet de cette observation , obtint une guérison complète de la fistule qu'il portait à la gorge
et qui était le résultat d'une blessure mal cicatrisée qu'il s'était faite volontairement avec un couteau à la suite de chagrins violens.

Si les malades ne voulaient pas se soumettre à
une opération, ou qu'elle ait été plusieurs fois
tentée sans succès , dans ce cas au moyen d'une
plaque d'argent ou d'un bandage à pelote convenablement disposée, on oblitèrera exactement la
fistule pour empêcher la sortie de l'air et celle des
mucosités bronchiques.

Si l'ouverture fistuleuse dépendait d'un vice
vénérien, ou de l'altération chronique et profonde
des cartilages ou de la membrane muqueuse tra-
chéo-laryngienne, on combattrait leurs causes et
leurs accidens; et on attendrait pour obtenir l'obli-
tération de l'ouverture que les parties internes
aient été par un traitement rationel ramenées à
leur état naturel.

Il y a certaines fistules qu'il serait dangereux
de laisser oblitérer; on doit même employer des
moyens dilatans et prescrire dans ce cas l'usage
d'une canule destinée à maintenir les lèvres de la
division constamment écartées. Nous allons rapporter ici plusieurs observations curieuses qui

serviront d'exemple et feront sentir l'importance de ce que nous venons de dire.

La première de ces observations a été publiée par M. *Bulliard*, chirurgien en chef de l'armée.

Dans un cas de croup violent dont était affecté un jeune homme, cet habile opérateur avait pratiqué la larynogotomie. L'opération fut faite avec succès; mais quelque temps après, la glotte, demeurée fermée, étant devenue trop étroite pour que la respiration fût complète et pût suffire au passage de l'air, la plaie devint fistuleuse et remplaça la glotte rétrécie.

Une autre observation non moins remarquable, communiquée par M. *Raynaud*, deuxième chirurgien en chef de la marine de Toulon, nous apprend qu'après plusieurs tentatives de suicide, un forçat s'était fait une large ouverture au larynx, et que cet organe s'étant oblitéré tout à fait, il se forma une fistule aérienne à l'endroit de la blessure; le malheureux qui fournit cette observation, ne respirait plus que par l'ouverture fistuleuse et pouvait parler assez distinctement, sans doute, au moyen du courant d'air introduit par le nez et par la bouche.

Enfin M. *Begin* a publié dans les mémoires de la société royale des Sciences de Lille, pendant l'année 1829, une observation que nous allons reproduire également parce qu'elle est plus détaillée que les deux autres quoique ayant beaucoup de rapports avec celle de M. *Raynaud*. Elle prouve ainsi que les deux précédentes que dans certaines circonstances, on ne peut, sans exposer les malades à des dangers imminens de suffocation, abandonner à elle-même les fistules aériennes parce qu'elles tendent toujours à se rétrécir.

« *Leblanc*, âgé d'environ trente-deux ans, vétérinaire, né à Épernay, d'un tempérament lymphatique, fut condamné, il y a plusieurs années, à la peine des travaux forcés à perpétuité, pour avoir, avec ses parens, fabriqué de la fausse monnaie. Voulant se détruire après sa condamnation, il s'arma d'un rasoir, et se fit une incision transversale à la partie antérieure du col, entre les cartilages thyroïde et cricoïde. L'incision n'ayant pas été assez profonde pour intéresser les gros vaisseaux de cette région, on obtint en peu de temps la réunion exacte des deux bords de la plaie, et *Leblanc* recouvra l'usage libre de la parole. Ce malheureux, bien guéri, essaya une seconde fois de s'ôter l'existence, et mit en usage, pour y parvenir, le même moyen que précédemment. Il ne réussit pas mieux : l'incision nouvelle ayant été pratiquée sur la cicatrice même de l'ancienne. Des secours promptement administrés ramenèrent Leblanc à la vie, mais sa guérison présenta une étonnante particularité ; on observa, lorsque l'ouverture antérieure de la gorge marchait vers la cicatrisation, qu'une membrane mince, pellicide, à fibres rayonnantes, se formait au bord supérieur et interne de la plaie, envoyait des prolongemens aux parties latérales du canal aérien, et tendait à l'oblitérer tout à fait. Tous les moyens employés par MM. les chirurgiens de l'hôpital militaire de la marine, pour la destruction de cette membrane, furent inutiles. En vain introduisait-on, à plusieurs reprises, une sonde par les narines ou par la bouche, afin de permettre le passage de l'air ; aussitôt que la sonde était ôtée, la membrane s'avançait, et d'un jour à l'autre, même en vingt-quatre heures, tant elle se développait avec promptitude. Le malade eût infailliblement succombé à l'asphyxie si l'on n'avait entretenu béante la plaie antérieure du larynx. Un tube cylindrique en métal, long de trois pouces environ, légèrement recourbé sur lui-même, plus évasé supérieurement qu'inférieurement, fut assujetti aux bords des cartilages thyroïde et cricoïde, et la respiration se continua. Le malade

était dans cet état lorsqu'on le conduisit au ba-
gne de Toulon, où, ne pouvant supporter le travail pénible qu'on exigeait de lui, il rentra à
l'hôpital.

« La membrane de nouvelle formation s'étend
obliquement d'avant en arrière, depuis le bord
inférieur du cartilage thyroïde jusqu'à la paroi
antérieure du pharynx ; elle a environ un pouce
et demi de longueur. Lorsque Leblanc est tranquille, il semble respirer très librement ; mais ,
s'il fait quelques mouvemens un peu forcés, il est
aussitôt hors d'haleine, surtout lorsqu'il monte
ou descend un escalier ; la même chose arrive
quand il parle long-temps ; il éprouve alors une
grande gêne dans toute la poitrine ; son front se
couvre de sueur, et sa mâchoire reste dans une
immobilité presque convulsive. Quoique parlant
à voix basse, il articule assez bien tous les mots,
et se fait comprendre à deux pas de distance.

« On voit que, pour opérer le mécanisme de la
parole, Leblanc est obligé de faire degrands
efforts musculaires dans les régions labiale, buccale, linguale ; cès parties sont dans un travail
pénible et forcé.

« Comment la parole se forme-t-elle dans ce
cas ? Nous pensons qu'elle résulte des mouve-

nens qu'éprouve l'air contenu dans la bouche
par la contraction musculaire de cet organe; on
ait, en effet, que pour parler à voix basse, quand
es parties qui concourent à l'accomplissement
le la voix sont dans leur état naturel, il faut que
es contractions des muscles du larynx n'aient
ieu que faiblement, ou plutôt soient supprimées
par l'empire de notre volonté à laquelle ces muscles sont soumis. Or, le larynx de Leblanc doit
être constamment dans un état analogue à celui
où se trouve le larynx des personnes qui ne par-
ent que de la bouche, si je puis m'exprimer
ainsi. L'habitude doit lui donner une force d'expression plus grande, mais le mécanisme est sans
doute le même (1). »

---

(1) Évidemment la glotte n'était pour rien dans le mécanisme des sons articulés que faisait entendre Leblanc; ils
étaient seulement formés par les contractions de la langue,
des muscles buccaux, du palais, de toutes les parties du pharynx, de la mâchoire inférieure, des lèvres, etc. Le courant
d'air établi entre les fosses nasales et la bouche, se trouvait
ainsi modifié, de manière à produire un certain son appréciable. Cette observation corrobore encore ce que j'ai dit sur
le peu de part que prend le larynx dans l'articulation des
mots. La glotte produit la voix, et les organes bucco-pharyngiens forment la parole.

DES INFLAMMATIONS CHRONIQUES DU LARYNX ET DE LA TRACHÉE, ET DE LA PHTHISIE LARYNGÉE PRIMITIVE.

Le larynx et les bronches, continuellement irrités par le contact de l'air et les influences nuisibles de la chaleur, de l'humidité et du froid, sont, à raison de ces circonstances, plus exposés que les autres organes à des inflammations aiguës et chroniques.

Mais, d'après la nature de cet ouvrage, nous n'aurons à traiter que des affections chroniques qui altèrent la voix, et non des affections aiguës qui sont souvent promptement mortelles, telles que certaines laryngites, le croup, l'œdème de la glotte, qui demandent des secours les plus prompts, et qui sont moins des maladies de la voix que de la respiration. Nous croyons donc devoir nous abstenir de parler de ce dernier genre de maladies, d'une part pour ne pas nous écarter de notre sujet, et de l'autre pour pouvoir nous étendre plus longuement sur les laryngites chroniques et sur la phthisie laryngée primitive, ne coïncidant pas avec une affection pulmonaire. Toutefois nous dirons quelques mots rapides sur les phlegmasies aiguës mais légères des bronches et du larynx, qui produisent seulement l'enrouement et un peu de toux.

Ces affections, réunies ou séparées, ne sont autre chose que ce qu'on appelle vulgairement un *rhume*, constituant une simple indisposition qui mérite à peine le nom de maladie, et qui, pour cette raison, ne fixe pas en général l'attention des médecins et des personnes qui en sont affectées.

Les symptomes du rhume sont une toux plus ou moins forte, à peine douloureuse, et l'expectoration de quelques crachats grisatres, et quelques frissons passagers qui, avec les autres phénomènes, n'apportent aucun trouble dans les fonctions des organes, et permettent presque toujours à ceux qui en sont atteints de vaquer à leurs occupations ordinaires.

Si cette affection légère n'est jamais inquiétante, elle offre cependant de grands inconvéniens, surtout pour les personnes qui sont obligées par état de parler ou de chanter en public, car elle produit toujours ce qu'on appelle l'enrouement, et quelquefois même l'aphonie complète. Sous ce rapport, il est donc utile de dire quelques mots sur les moyens de la prévenir et de la guérir le plus promptement possible, d'autant plus qu'elle peut d'ailleurs facilement augmenter d'intensité, et donner naissance à une laryngite aiguë ou chronique, malheureusement trop souvent au dessus des ressources de la médecine. Mais comme les causes du rhume et les moyens de le prévenir sont à peu près les mêmes que celles de la bronchite et de la laryngite intenses aiguës ou chroniques, nous nous réservons de les indiquer après avoir parlé de ce dernier genre d'affection, en nous contentant actuellement de faire connaître la conduite à suivre pour combattre le rhume et l'enrouement.

Ces nuances légères de bronchite et de laryngite se guérissent le plus souvent avec l'aide de simples précautions hygiéniques dont les principales sont le repos des organes vocaux et le soin que l'on prend d'éviter le froid et l'humidité. On joint à ces moyens qui seuls ne sont pas toujours suffisans, l'usage de boissons béchiques, mucilagineuses, telles que des infusions chaudes de violettes, de bourrache, de capillaire, ou des décoctions de dattes , de jujubes, de figues, de raisins, etc., édulcorées avec du sucre ou du miel, ou avec des sirops de gomme, de violettes de guimauve, etc., ou coupées avec du lait.

Mais un moyen qui fait presque constamment avorter la plupart des rhumes et qui fait disparaître comme par enchantement l'enrouement, qui en est presque toujours le résultat, c'est de tâcher de rappeler une forte transpiration, en administrant des boissons diaphorétiques fortement gommées, telles qu'une infusion de fleurs de bourrache , de sureau et de chevrefeuille par partie égales, une pincée de chaque par litre , avec une once de gomme édulcorée avec du miel ou du sirop de capillaire. Ces boissons doivent être prises le soir, long-temps après avoir mangé, et le plus chaudement possible, de manière à exciter plus vite la sueur, qu'on favorisera encore en se couchant immédiatement dans un lit bien échauffé et garni de bonnes couvertures. J'ai obtenu un grand nombre de guérisons rapides par ces infusions diaphorétiques, dont il ne faut pas craindre d'user largement et de se gorger pour ainsi dire. On augmenterait encore l'effet de ces moyens si on ajoutait à ces boissons chaudes, une ou deux cuillerées à bouche de rhum ou d'eau-de-vie, mais cette addition ne convient qu'aux personnes qui ont l'habitude de prendre de ces liqueurs, et elles seraient nuisibles à celles qui ont l'estomac très irritables. Dans tous les cas, ces moyens ne doivent être administrés que dans le début des rhumes et des catarrhes légers, surtout lorsque on veut faire disparaître promptement l'enrouement ou l'aphonie, et qu'on est, en quelque sorte, forcé de parler ou de chanter en public dans une circonstance qui ne peut être différée, comme il arrive souvent aux chanteurs, aux comédiens, aux avocats, etc.

Une température plus douce, plus uniforme, un silence absolu, une diète sévère doivent être les premières conditions à remplir quand la bronchite débute d'une manière plus aiguë et plus intense; c'est à dire, lorsqu'elle se manifeste par une fièvre forte, une céphalalgie intense, des pulsations larges et fréquentes des artères, une toux violente et douloureuse, un sentiment de chaleur brûlante dans la poitrine, des frissons à la périphérie du corps, une oppression et une dyspnée plus ou moins vive, une expectoration nulle, ou l'expulsion de quelques crachats sanguinolens. On devra donc alors se conduire autrement

que pour une bronchite légère , et débuter d'a-
bord par l'emploi des évacuations sanguines, les
ventouses, les boissons pectorales que nous avons
primitivement indiquées, auxquelles on pourra
joindre les loochs, les potions huileuses , des cataplasmes émolliens très chauds, souvent renouve-
lés et appliqués sur la poitrine. Si la toux était
très douloureuse et convulsive, on emploierait
avec avantage les narcotiques que l'on devrait
suspendre aussitôt que l'expectoration se ferait
plus facilement et que les crachats seraient plus
abondans.

Enfin si la bronchite se prolongeait et menaçait de passer à l'état chronique , on appliquerait
avec avantage sur la poitrine un large vésicatoire, ou ce qui m'a semblé préférable , on fric-
tionnerait la région sternale avec de la pommade
stibiée, jusqu'à ce qu'il se soit développé de larges boutons varioloïdes qu'on irritera encore
avec un morceau de flanelle placée par dessus.
Les vapeurs émollientes et les vomitifs, conseillés
par plusieurs médecins, nous ont paru toujours
inefficaces et même quelquefois nuisibles.

Lorsque la bronchite aiguë se prolonge au delà
de vingt à trente jours, sans qu'elle ait été re-
nouvelée par quelques causes antérieures , et

qu'alors la chaleur sous-sternale de la poitrine et la résistance du pouls ont disparu, on obtient souvent de bons effets par l'emploi des boissons diaphorétiques et aromatiques ; c'est aussi vers cette époque que les topiques rubéfians et vésicaux sont appliqués sur la poitrine avec le plus d'avantages.

La *bronchite chronique* survient ordinairement à la suite de plusieurs rhumes, ou d'une ou de plusieurs bronchites aiguës et intenses ; le traitement de cette affection repose en partie sur les mêmes bases que celui de la bronchite aiguë. Cependant les saignées sont rarement utiles : c'est pour cette raison que les praticiens y ont rarement recours lorsque l'affection est ancienne. Dans ce cas surtout, on renonce aux boissons gommeuses et mucilagineuses, au régime féculent et lacté, pour prescrire les décoctions de lichen d'Islande et de lierre terrestre, l'usage interne du soufre, du kermès à petites doses et pris en pastilles, et les substances balsamiques, les eaux minérales sulfureuses, telles que celles de Barrége, de Bonne, d'Enghien, de Cauteret, etc. On joint à ces moyens, surtout chez les personnes lymphatiques, l'usage moderé de bon vin vieux de Bordeaux et un régime principalement composé de viandes rôties ;

on a également recours aux frictions sèches, aux révulsifs; on conseille de porter des gilets de flanelle, des bas de laine et d'aller habiter la campagne, et si cela est possible, dans une chambre exposée au midi.

Les symptômes de la bronchite chronique se réduisent en général à la toux, à l'expectoration et à une altération de la voix qui varie selon que l'inflammation de la muqueuse se prolonge plus ou moins vers le larynx. Quelquefois la bronchite chronique se termine par la phthisie trachéale, dont nous devons une belle description à M. *Cayol* (1). Cette affection, quoique étant le plus souvent au dessus des ressources de la médecine, peut persister long-temps comme la phthisie laryngée, sans présenter de symptômes généraux appréciables; souvent même le bien-être général des malades, en les tranquillisant sur leur état, les fait négliger leur traitement, jusqu'à ce qu'ils tombent presque tout à coup dans une position désespérée. Si nous ne devions pas parler de la laryngite, nous ajouterions ici plusieurs moyens de traitement qu'on a préparés pour la bronchite chronique; mais comme les

---

(1) **Dissertation inaugurale.**

moyens seront indiqués dans le traitement de la laryngite, nous croyons inutile d'en parler, nous contentant d'ajouter encore quelques mots sur les causes de la bronchite en général.

Les personnes lymphatiques, faibles, peu sanguines, qui ont peu de chaleur vitale ou qui sont d'une constitution lymphatiques, sont plus sujettes aux bronchites et s'*enrhument*, comme on le dit vulgairement, à chaque instant pour les causes les plus légères et souvent inappréciables. Il en est de même des individus que des précautions exagérées, résultant d'une éducation molle et mal entendue, ont rendus trop impressionnables à l'action des agens extérieurs. Les convalescens, ceux qui sont affaiblis par une hémorrhagie considérable ou par une maladie chronique encore existante, enfin ceux qui ont déjà été souvent atteints de plusieurs inflammations catarrhales, sont plus exposés à contracter toutes les espèces de bronchites.

Les causes les plus fréquentes de ces affections des bronches sont l'impression du froid sur tout le corps ou seulement sur certaines parties, particulièrement à la poitrine, aux épaules, aux bras, aux pieds, etc. L'impression du froid est d'autant plus vive et a une action d'autant plus prompte que le corps est plus échauffé; c'est ce qui fait que les phlegmasies bronchiques sont plus fréquentes pendant le printemps et l'automne où elles règnent souvent épidémiquement, que pendant l'été et l'hiver, où les variations de la température de l'air sont moins fréquentes et moins brusques.

Ces affections ont également souvent pour cause l'influence du contact immédiat de l'air froid sur la muqueuse bronchique, de même que l'influence de celui qui a une température élevée, ou qui est chargé de vapeurs ou de gaz irritans, tels que le chlore, l'ammoniaque, l'acide acétique, le gaz nitreux, etc. L'inspiration de l'air tenant en suspension des particules des corps étrangers, tel que la poussière, le charbon, le plâtre, la chaux, la farine, etc., peut aussi donner lieu à des inflammations des voies aériennes; mais ainsi que M. *Laënnec* l'a observé, les phlegmasies qui ont pour causes des agens physiques, chimiques ou mécaniques, sont en général moins graves et moins rebelles que les mêmes inflammations qui ont les autres causes que nous avons déjà signalées. J'ai été à même de traiter plusieurs bronchites chroniques, et les cas de ce genre sont plus fréquens qu'on ne le pense; j'ai traité, dis-je, des bronchites qui avaient pour cause l'exercice trop

prolongé des organes vocaux, tels que le chant,
la déclamation, les cris forcés de certaines professions, etc. ; enfin, la plupart des éruptions cu-
tanées, telles que la variole, la rougeole, la scar-
latine, la milliaire, auxquelles il faut joindre la
coqueluche, sont toujours précédées ou suivies
d'une bronchite plus ou moins aiguë dont l'inva-
sion, ainsi que celles des maladies éxanthémati-
ques aiguës, est ordinairement précédée de malaise, de frissons, d'éternuemens, de coryza, de
mal de gorge, etc.

Notre intention étant de nous étendre dans
cet ouvrage seulement sur les affections des organes vocaux proprement dits, surtout celles du
gosier qui altèrent la voix ou qui empêchent tout
à fait la formation des sons, nous croyons devoir terminer ici ce que nous avions à dire sur la
bronchite dont nous n'avons exposé rapidement
les causes, les symptômes et le traitement que
dans le but de paraître plus complet, parce que,
ainsi que nous l'avons déjà dit, les phlegmasies
chroniques des bronches produisent souvent l'a-
phonie ou la dysphonie, sans que pour cela le
larynx, le pharynx et l'isthme du gosier soient le
siége d'aucune affection. Si la voix était une simple vibration de la glotte, elle ne serait pas al-

térée dans la bronchite, quoique dans cette maladie, souvent le larynx n'éprouve aucune altération; l'on ne peut donc assigner à l'aphonie qui a lieu dans ce cas, d'autre cause qu'un nouveau mode de vitalité qui exerce son influence sur la glotte et le larynx.

Si les inflammations des bronches produisent souvent un changement dans la voix, il est quelques cas où cet organe admirable reste toujours plus ou moins intact; tandis que les phlegmasies les plus légères du larynx, surtout celles des lèvres de la glotte, déterminent toujours au moins la dysphonie.

Comme c'est plus sous le rapport *phonique* que sous le rapport *respiratoire* que nous voulons examiner les maladies du larynx, nous croyons devoir passer sous silence toutes les altérations aiguës qui, dans ce cas, font plutôt partie des affections des organes de la respiration que de ceux de la voix proprement dite.

Ainsi nous ne dirons rien sur la laryngite aiguë intense, et sur la laryngite croupale ou pseudo-membraneuse qui offrent de si grands dangers et sont si souvent promptement mortelles, non par la nature, du mal mais seulement par son siége. En effet, le larynx servant de tuyau pour

le passage de l'air, et ce tuyau étant considérablement rétréci par le rapprochement des lèvres
de la glotte, il en résulte que le plus petit épaississement de la muqueuse, la plus petite couche
de mucosité, ou de concrétions pseudo-membra-
neuses, peuvent, en rendant l'entrée de l'air très
difficile, amener tous les symptômes de l'asphixie.
Je me contenterai de dire que ces espèces de
laryngites aiguës réclament des moyens aussi
prompts qu'énergiques; car le moindre retard
dans leur administration est souvent la seule
cause de leur inefficacité. On devra donc avoir
recours aux saignées générales et locales faites
largement, aux dérivatifs de tous les genres, aux
vomitifs et même à la trachéotomie faite plus tôt
que plus tard, si les symptômes semblent s'aggra-
ver rapidement. Cette dernière opération a souvent
été compromise parce qu'on avait trop attendu
pour la pratiquer. La laryngite chronique peut être
consécutive à une laryngite aiguë, mais elle débute le plus souvent à l'état chronique à la suite
de fatigues extrêmes et long-temps prolongées
dans l'organe de la voix, et elle se perpétue par
l'exercice répété de cet organe que nécessitent certaines professions. Dans plusieurs cas, elle est primitive, et se trouve tout à fait indépendante de la

phthisie pulmonaire; elle prend alors le nom de phthisie laryngée primitive, pour la distinguer de la phthisie laryngée consécutive à une affection pulmonaire, dont elle est un symptôme qui lui fait donner le nom de phthisie laryngée symptomatique.

La phthisie laryngée peut donc exister seule, sans coïncider avec la phthisie pulmonaire; elle peut donc être primitive. Aucun doute ne doit rester à cet égard, lorsqu'on songe qu'on parvient à en guérir un certain nombre, comme j'en ai vu plusieurs exemples, d'ailleurs, dans quelques autopsies d'individus ayant succombé à une phthisie laryngée, j'ai trouvé des tubercules pulmonaires, dans leur état natif ou de crudité qui n'avaient certainement pu avoir aucune influence sur la marche de la maladie. Je pourrais encore ajouter ici un argument tout à fait en faveur de cette opinion, c'est que certaines phthisies dites spécifiques, telles que la phthisie laryngée vénérienne, etc., se développent et parcourent leurs périodes indépendamment de toute affection pulmonaire.

Il n'y a donc nul doute que la phthisie laryngée ou laryngite ulcéreuse, peut se développer

brusquement , ou être consécutive à une laryngite chronique , coïncidant le plus souvent avec
les symptômes généraux d'une phthisie pulmonaire, dont les principaux sont : la fièvre hectique,
les sueurs nocturnes, l'œdème des jambes, le dé-
voiement , etc. , etc. ; les symptômes locaux de la
phthisie laryngée primitive , etc, sont: l'altération
de la voix ou l'aphonie complète, une toux sèche
douloureuse , souvent convulsive et accompagnée
de vomissemens dont les matières sont purulentes
ou au moins puriformes. La toux augmente la
nuit, et le malade est souvent éveillé par la suffocation qu'il éprouve. Il joint à une haleine fétide une grande difficulté et une vive douleur
pour avaler les alimens tant solides que liquides;
la déglutition est suivie de violens accès de toux;
et il faut quelquefois nourrir les infortunés malades à l'aide d'une sonde œsophagienne. Tels
sont les symptômes locaux et généraux de la phthisie laryngée primitive et de la phthisie laryngée
consécutive à une affection pulmonaire. Comme
cette dernière se termine toujours par la mort, et
que nous ne devons d'ailleurs nous occuper que
de la phthisie laryngée primitive et curable ainsi
que de la laryngite chronique simple qui l'est également, nous allons nous contenter de ne parler

que de ces deux maladies offrant des chances de guérison.

Actuellement que nous avons indiqué les symptômes de la laryngite chronique curable et non curable, nous allons exposer ceux par lesquels cette maladie simple et primitive se manifeste.

D'abord la voix est très altérée et son émission est toujours plus ou moins douloureuse et souvent impossible. Les malades éprouvent dans la région du larynx, un sentiment de gêne accompagnée d'une toux sèche ou suivie d'une expectoration de mucosités gutturales qui entraînent souvent avec elle des petites concrétions tonsillaires dont nous avons déjà parlé. Cet état peut se prolonger long-temps sans présenter aucuns symptômes généraux, et souvent les malades, trompés par un bien-être général apparent, négligent tous les moyens thérapeutiques qu'on leur a prescrits et laissent marcher la maladie jusqu'à ce qu'elle se trouve au dessus de toutes les ressources de la médecine.

La plupart des personnes atteintes de cette affection, succombent au moment où elles s'y attendent le moins; parce que leur mort est encore accélérée par l'œdème de la glotte ou laryngite œdémateuse, qui n'est autre chose que

l'inflammation aiguë du tissu cellulaire sous-muqueux des cordes vocales.

Si une terminaison aussi funeste est le résultat
presque constant de la laryngite chronique parvenue à une période avancée, il n'en est pas ainsi
de cette affection prise à temps et l'on peut
dans un grand nombre de cas lui opposer des
agens thérapeutiques d'autant plus efficaces, que
le mal sera combattu dès son principe.

Le diagnostic de la phthisie laryngée primitive
est de la plus haute importance; l'on doit surtout
examiner avec le plus grand soin, au moyen du
stétoscope, l'état des poumons et explorer directement à l'aide de la vue et du toucher, toutes les
parties qui constituent l'isthme du gosier, telles
que la luette, le voile du palais, les amygdales,
les piliers, l'épiglotte et même l'ouverture supérieure du larynx.

Comme ces affections sont souvent le résultat
fâcheux d'un exercice trop prolongé des organes
vocaux, et qu'elles ont à peu près les mêmes
causes que nous avons assignées à la bronchite,
je crois, pour ne pas paraître fastidieux en me ré-
pétant, devoir les passer sous silence, pour arriver plus vite à la partie la plus importante, qui
est la thérapeutique. Quoique le traitement de la

laryngite chronique et de la phtisie laryngée n'ait jamais été fixé d'une manière bien positive, je vais indiquer les principaux moyens qui me semblent les plus propres à combattre ces deux affections.

D'abord on prescrira un silence absolu, et afin de laisser le plus possible en repos les organes affectés, on invitera les malades à résister autant qu'il dépendra d'eux, au besoin de tousser; il serait heureux qu'ils pussent dans ce cas supprimer la toux comme la parole, à laquelle on supplée, jusqu'à un certain point par les signes et l'écriture.

On aura recours aux vésicatoires volans, aux moxas, aux petits cautères, et ce qui m'a paru préférable et dont j'ai tiré un très bon résultat, aux frictions faites sur les côtés du larynx avec la pommade stibiée, jusqu'à la formation de boutons varioloïdes. De petites saignées aux bras, d'un quart ou d'une demi palette, des applications de sangsues sur les côtés du larynx, des ventouses scarifiées, appliquées à la nuque ou aux parties latérales du col agiront tout à la fois comme moyens dérivatifs et antiphlogistiques. Enfin on emploiera souvent avec avantage l'inspiration des vapeurs d'eau de goudron et surtout les vapeurs

d'une solution d'eau créosotée faite avec un scru-
pule de créosote pour quatre onces d'eau. Ce dernier moyen que j'ai déjà employé avec avantage,
et qui modifie et cicatrise souvent très vite certains ulcères chroniques de mauvaise nature,
exige, pour qu'on puisse tirer des conclusions plus
positives sur son efficacité, dans le traitement
de la laryngite ulcéreuse, ce moyen je le répète,
demande à être employé un grand nombre de fois
et à être surtout étudié avec la plus grande attention ; c'est ce que j'aurai peut être plus que
tout autre l'occasion de faire, ayant le soin de
constater tout ce que je pourrais remarquer en
appliquant ce nouvel agent thérapeutique dans les
maladies chroniques du larynx.

Pendant le traitement de ces affections gutturales, les malades seront soumis à un régime
adoucissant qui se composera de laitage, de bouillons gélatineux, de fécules, ou d'autres alimens
qui devront autant que possible avoir la consistance de bouillie, afin de rendre la déglutition
moins douloureuse et plus facile; enfin on se
comportera, pour les soins à donner aux malades,
comme nous l'avons indiqué dans le traitement
de la bronchite chronique.

Lorsque la laryngite chronique ulcéreuse pri-

nitive résistera aux moyens que nous venons
l'indiquer, il en reste encore un autre que nous
n'avons jamais employé, mais qui paraît l'avoir
été avec le plus grand succès par le docteur irlandais *Carmichael*; ce moyen que nous n'hésite-
rions pas de mettre en pratique, le regardant
comme la seule planche de salut contre une
mort certaine, ce dernier moyen, disons-nous,
est la trachéotomie pratiquée, comme le conseille
le chirurgien que nous venons de citer.

Comme cette opération est excessivement importante par ses résultats, nous croyons devoir la
faire connaître ici avec les deux faits principaux
qui ont été publiés dans le journal anglais: *The
Dublin medical and surgical journal* 1833.

Les détails qu'on va lire sur le procédé opératoire de M. *Carmichael* m'ont été donnés tels
que je vais les rapporter, par mon ami le docteur
Carron-Duvillard. Je dois dire ici que si je regarde comme avantageuse la méthode du chirurgien de Dublin dans le traitement de la phthisie laryngée primitive, je préfère la trachéotomie,
par les autres procédés où l'on emploie une canule, soit dans la laryngite aiguë pseudo-membraneuse, soit dans l'inflammation sous-mu-
queuse du larynx, soit enfin dans l'œdème de la

glotte. Je renvoie donc mes lecteurs à cette opération que j'ai décrite succinctement avec les modifications que j'ai cru devoir y apporter. Le procédé que je propose se trouve exposé après les observations de M. *Carmichael.*

Quand on veut exécuter la trachéotomie,
M. *Carmichael* conseille non pas de pratiquer une
simple fente à la trachée-artère, mais d'opérer
une perte de substance assez grande pour laisser
passer suffisamment d'air, et permettre la libre
sortie des mucosités. Ce procédé offre l'avantage
de ne pas mettre en contact une membrane aussi
sensible que celle de la trachée enflammée, avec
une canule qui fait toujours fonction de corps
étranger. Le procédé que le chirurgien irlandais
a constamment mis en usage, a été souvent heureux dans ses mains. Il recommande, pour éviter
de blesser les gros troncs qui, par anomalie,
pourraient se rencontrer sur la face antérieure
de la trachée, dont la lésion pourrait produire
de graves inconvéniens; il recommande, dis-je,
les précautions qui suivent :

Premièrement, aussitôt que l'incision de la
peau est faite, il faut écarter avec les doigts ou
le manche du scalpel, les muscles qui recouvrent
le tube aérien;

Secondement, aussitôt que la trachée est apparente, il faut la saisir avec une airigne, et la tirer légèrement en haut; car dans les mouvemens spasmodiques d'inspiration et d'expiration, elle s'enfonce profondément, et devient difficile à ouvrir;

Troisièmement, lorsqu'elle est ainsi fixée, rien n'est plus aisé que d'enlever, au moyen de deux incisions semi-elliptiques, une partie suffisante du canal aérien. Toutes les guérisons opérées par M. *Carmichaël*, l'ont été sans aucune instillation de substances caustiques; ce qui prouverait tout au moins que les opinions de M. *Bretonneau* sont exagérées à ce sujet.

M. *Carmichaël*, après avoir plusieurs fois réussi dans la laryngite aiguë, a pensé que l'on pourrait obtenir des résultats analogues dans les affections chroniques de cet organe, avec œdème de la glotte, ou des ulcérations de cette partie. Ce docteur irlandais, pensant que la trachéotomie pourrait être suivie de succès en empêchant un courant d'air continu qui ne peut être que nuisible à la cicatrisation des ulcères, se promit de la mettre en usage la première fois que l'occasion s'en présenterait. Comme cette opération est excessivement importante par ses résultats, nous croyons devoir en rapporter ici deux faits principaux.

OBSERVATION.

Laryngite chronique avec ulcératiou de la glotte et du voile du palais. — Aphonie presque complète. — Trachéotomie.— Guérison.

Le premier cas sur lequel M. *Carmichael* eut l'occasion d'expérimenter, fut un homme qui avait eu le voile du palais emporté par une ulcération vénérienne. A son entrée à l'hôpital, on voyait au fond du pharynx des ulcérations isolées, et à sa partie supérieure on reconnaissait plusieurs cicatrices récentes. La voix excessivement rauque était accompagnée d'une toux constante; les efforts continuels pour expectorer des mucosités visqueuses suffisaient pour diagnostiquer les ulcérations du larynx. L'individu était épuisé autant par ses longues souffrances que par un long traitement composé de mercuriaux, de fumigations et de vésicatoires M. *Carmichael* fit demander en consultation M. le docteur *Todel*, afin de savoir s'il ne serait pas convenable de pratiquer la trachéotomie : ce dernier fut tout à fait de cet avis, et le malade ne demandant pas mieux, l'opération fut exécutée : trois semaines après, le malade sortit de l'hôpital radicalement guéri.

OBSERVATION.

Laryngite chronique. — Aphonie. — Trachéotomie. — Guérison.

Une dame âgée de 5o ans était affectée d'un catharre laryngien qui lui occasionait une raucité continuelle de la voix. Peu à peu, celle-ci s'éteignit, et un an après, la parole était reduite à un léger chuchottement presque inintelligible. Un traitement mercuriel exaspéra la maladie, et une solution concentrée de nitrate d'argent, portée sur la glotte et le larynx, détermina un surcroît de malaise. Le docteur Carmichael fut appelé le 4 mai 1831 ; la dyspnée était très forte, les inspirations sifflantes comme dans le croup ; les membres inférieurs étaient édémaciés, et la

malade ne pouvait pas se coucher sur le dos depuis plusieurs semaines. Le lendemain la trachéotomie fut pratiquée; la nuit fut tranquille; mais
au matin la respiration devint plus difficile; une
application nombreuse de sangsues produisit du
soulagement; peu à peu le mieux se soutint, et
la malade guérit aussi bien que l'opéré qui a fait
le sujet de l'observation précédente.

On voit, d'après les deux observations que je
viens de rapporter, que la phthisie laryngée ulcéreuse primitive ne coïncidant pas avec une affection pulmonaire, peut se guérir par la trachéotomie; on ne doit donc pas hésiter d'avoir
recours à cette opération lorsque les autres
moyens n'ont pas arrêté les progrès de la maladie, qui, abandonnée à elle-même, a toujours
la mort pour résultat; d'ailleurs le procédé de
M. *Carmichaël*, qui, est je le repète, un moyen
extrême et facile à exécuter, a été recommandé
par MM. *Lawrence* et *Porter*, et mis en pratique
il y a déjà long-temps par *André*, depuis peu par
Wité et employé de tout temps dans la chirurgie vétérinaire. Comme c'est seulement dans la
phthisie laryngée primitive, que je conseille de
mettre en usage cette méthode, et que de plus la
présence d'une canule augmenterait encore l'ir-

ritation du larynx et de la trachée et s'opposerait à la cicatrisation des ulcérations de ces organes, on ne doit pas s'arrêter devant les inconvéniens qu'on peut alléguer lorsqu'il s'agit de sauver la vie d'un malade ; cet heureux résultat une fois obtenu, on pourra m'objecter tout ce qu'on voudra, et même me parler d'un rétrécissement plus ou moins considérable de la trachée. Lorsqu'après la guérison du malade on voudra fermer l'ouverture artificielle ; je répondrai que si le procédé que l'on critique a prolongé les jours d'un homme, une semblable considération doit faire fléchir toutes les autres, d'autant plus que les chirurgiens que j'ai cités plus haut, n'ont pas parlé dans les observations qu'ils ont publiées des rétrécissemens de la trachée, que l'on objectera sans doute contre le procédé de M. Carmichael ; on aurait d'ailleurs encore pour obvier à cet inconvénient, la ressource de laisser toujours béante l'ouverture du canal aérien, et la gêne qui en résulterait ne peut pas être mise en balance avec la vie d'un individu.

Si l'on me voit défendre aussi chaudement la méthode de l'habile chirurgien de *Dublin* dans le traitement de certaines phthisies laryngées primitives qui ont résisté à tous les autres moyens, je suis loin d'être de l'opinion de M. *Carmichael* lorsqu'il s'agit de l'employer dans les laryngites aiguës, dans des cas de croup et d'œdème de la glotte et du larynx. Comme dans ces circonstances l'ouverture qui résulte de la trachéotomie n'a besoin de rester béante que pendant quelques jours, je pense avec presque tous les chirurgiens modernes, qu'il vaut beaucoup mieux, lorsqu'on pratique cette opération, faire usage d'une canule pour laisser passer l'air, que d'avoir recours aux deux excisions semi-elliptiques de M. *Carmichael:* Quoique je sorte un peu de mon sujet en faisant connaître la modification que j'ai cru utile d'apporter à la trachéotomie, je vais cependant exposer très succinctement cette opération, telle que je me propose de la pratiquer à la première occasion qui se présentera.

Un principe qu'il ne faut jamais perdre de vue lorsqu'on incise la trachée, c'est que, pour que l'opération puisse offrir tous les avantages qu'on est en droit d'en attendre, il faut que l'ouverture artificielle soit au moins égale en dimension à l'ouverture naturelle : or tout le monde sait que pendant l'inspiration, la glotte est beaucoup plus grande que sur le cadavre, et qu'elle se dilate alors au point que l'aire qu'elle forme est égale à celle de la trachée.

Ce principe établi, soit que l'on incise de bas en haut comme le pratique M. *Trousseau*, soit que l'incision soit faite de haut en bas, comme le prescrivent presque tous les chirurgiens, il faut, pour ne pas prolonger inutilement l'ouverture de la trachée, et pour éviter que la constriction des lèvres soit moins grande et même nulle contre la canule, il faut, dis-je, avoir la précaution de débrider légèrement en faisant une petite incision tranversale de deux ou trois lignes de chaque côté de la trachée, à peu près au milieu de l'ouverture verticale. On doit avoir soin de faire en sorte que ces deux petits débridemens latéraux correspondent dans l'intervalle qui separe deux cerceaux cartilageux et non sur les cartilages mêmes; de cette manière la canule non seulement pourra être placée et ôtée plus facilement; mais il arrivera qu'étant moins pressée par les lèvres de l'ouverture trachéale, elle agira moins comme un corps étranger et déterminera beaucoup moins d'inflammation.

La forme de la canule n'est pas indifférente, et je pense que celles qui sont tout à fait cylindriques ont l'inconvénient, pour être placées sans

efforts et tiraillement, de nécessiter le prolongement de l'incision et d'éviter un grand resserrement de lèvres de la plaie qui tend toujours à se
rétrécir ; cet inconvénient n'aurait pas lieu en
débridant, si surtout on employait une canule
que j'ai imaginée qui est presque plate et dont les
côtés circonscrivant une aire elliptique de dix à
douze lignes de longueur sur deux ou trois de
largeur à son centre, offrent à peu près l'ouverture de la glotte : je crois que la forme de cette
canule favorise beaucoup la cicatrisation lorsqu'on
veut l'opérer, et que par ce moyen on a également
moins à craindre les fistules aëriennes, qui sont
quelquefois la suite de la trachéotomie.

La canule que je propose est en argent et se
trouve coudée à l'union de son tiers supérieur
avec son tiers moyen, à cause de la profondeur de
la plaie ; elle présente une courbure le long de ses
deux tiers inférieurs, et on doit avoir soin de faire
en sorte que la convexité de cette courbure cor-
responde à la paroi postérieure de la trachée.
L'orifice inférieur de la canule est taillé en biseau, et le bord convexe et postérieur, plus long
que l'antérieur, est légèrement arrondi et coudé
pour éviter le moins de frottement possible contre la muqueuse trachéale. L'extrémité externe de

cette cannule est terminée par un bord large de
deux ou trois lignes qui peut, si l'on veut, se
fixer et s'adapter à une plaque légère de liége qui
s'oppose à ce que l'instrument ne s'échappe dans
la trachée, (voyez la planche 2ᵐᵉ). Enfin je crois
devoir faire une dernière recommandation qui
est très importante, c'est de désobstruer souvent la cannule au moyen d'une petite éponge
montée sur une baleine; l'oubli de cette précaution a été souvent la cause de plusieurs insuccès.

Il me reste encore à parler de la laryngite ulcéreuse syphilitique, qui cède presque toujours
comme par enchantement au traitement anti-vé-
nérien, surtout à l'emploi des mercuriaux et à
la tisane de Feltz. En parlant de l'aphonie spécifique, je donnerai quelques détails sur le traitement à employer. Je publierai d'ailleurs deux
observations de ce genre à la fin de cet ouvrage.

Avant de terminer cet chapitre, j'ajouterai que
la phthisie laryngée, chronique, ulcéreuse, a souvent pour cause la procidence de la luette, et que
l'excision de cet appendice est le moyen non seulement le plus sûr, mais encore le plus prompt à

mettre en pratique contre cette affection, qui se joint bientôt à la phthisie pulmonaire, et devient malheureusement alors au dessus des ressources de la médecine.

DES APHONIES

ET DES

DYSPHONIES SYMPATHIQUES.

> Évidemment le secret des sympathies est le même
> que celui de l'action nerveuse.
> ADELON, Dict. de Méd. art. Sympathies.

Avant de parler des altérations vocales sympathiques, nous allons dire quelques mots rapides sur ce qu'on entend en médecine par le mot sympathie (1).

En physiologie et en thérapeutique, le mot sympathie exprime le rapport de deux ou plusieurs organes plus ou moins éloignés qui établissent entre eux une espèce d'association, au moyen de laquelle la vitalité des uns se trouve modifiée par l'état morbide ou physiologique des autres.

---

(1) Du grec σύν avec et παθος *maladie, douleur.*

Il existe donc des liens sympathiques qui impriment des modifications vitales à un ou plusieurs autres organes éloignés à l'occasion d'une impression reçue par un autre organe; ces modifications n'étant pas partagées par les parties intermédiaires, ne peuvent pas être rapportées aux connexions mécaniques ou à l'enchaînement ordinaire des fonctions, mais paraissent dépendre d'une certaine organisation particulière qui fait vibrer à l'unisson tous les organes disposés de manière à s'irradier les impressions qu'ils reçoivent, soit directement par l'anastomose des nerfs, soit indirectement par l'intermédiaire du cerveau. Mais comme le secret des sympathies est encore couvert d'un voile aussi épais que celui qui nous cache l'action nerveuse, nous n'allons pas chercher à en donner aucune explication, voulant nous contenter de parler des sympathies qui produisent l'aphonie et la dysphonie.

Tous les physiologistes anciens et modernes ont remarqué la sympathie qui existe entre les organes sexuels et le larynx, non seulement pendant l'état sain de ces parties, mais encore dans l'état pathologique. C'est à cette sympathie qu'il faut attribuer la mue de la voix, le faucet du castrat, le chant mélodieux des oiseaux pendant la saison de leurs amours, le spasme incommode que ressentent à la gorge les femmes hystériques; enfin l'âcreté de la salive des animaux pendant l'accouplement et le temps de leur rut, qui fait qu'alors leurs morsures sont beaucoup plus dangereuses.

Il résulte également des observations du docteur *Desgrange* de Lyon, que les personnes les plus portées aux plaisirs de l'amour, sont aussi les plus sujettes aux inflammations du larynx, des amygdales et du gosier. D'ailleurs ne sait-on pas que la rage chez l'homme est très souvent accompagnée d'un priapisme douloureux, et que le priapisme à son tour peut développer tous les symptômes de la rage? Dans un mémoire publié par un médecin provençal (1), on peut lire des recherches ingénieuses à cet égard et les rapports du satyriasis avec l'hydrophobie.

Je vais ajouter encore ici un fait curieux que j'ai entendu rapporter par M. *Delpech* pendant que je suivais les savantes leçons de ce professeur.

Un malade de l'hôpital des vénériens de Mont-

---

(1) *Mémoire* du docteur *Boutcille*, adressé à la Société de Médecine de Paris. 1783.

pellier se trouva tout à coup atteint d'une aphonie complète, à la suite d'un engorgement syphilitique des testicules; sans s'occuper de l'extinction de la voix, on traita d'une manière rationelle l'orchite vénérienne , et la voix revint peu à peu , à mesure que l'engorgement testiculaire se dissipa. J'ai eu l'occasion d'observer, il y a trois ans, un cas de ce genre que j'ai publié à cette époque dans un mémoire (1), et que je me propose de rapporter avec des détails à la fin de cet ouvrage.

Aux faits concluans que je viens de citer, qu'il me soit permis d'ajouter encore que presque sans exception tous les médecins connaissent et ont été à même de remarquer là sympathie qui existe chez les femmes entre la matrice et l'organe de la voix. Ainsi, pendant la grossesse, à l'approche des règles, pendant leur écoulement ou à leur cessation , certaines femmes, surtout celles d'un tempérament nerveux , éprouvent des changemens plus ou moins notables dans le timbre et la force de leur voix. Les faits de ce genre sont trop nombreux et trop connus , pour que je veuille en citer actuellement, me réservant d'ailleurs de

____

(1) Le *baume de copahu* sans odeur ni saveur, etc. , Paris 1832.

rapporter plus tard les observations qui me sont particulières.

Une sympathie moins connue en général et surtout moins appréciée, quoique non moins incontestable que celles dont il vient d'être question, est la sympathie qui existe entre le larynx et les fonctions digestives et biliaires. Ainsi, comme j'en ai constaté plusieurs faits, la voix peut être altérée par l'effet de l'atonie des premières voies, par une affection vermineuse, par un dérangement dans le système de la veine-porte. On a vu également des aphonies survenir à la suite d'une hépatite aiguë ou chronique, ou par l'abus de lavemens ou de purgatifs drastiques; enfin l'usage des pommades anti-herpétiques, anti-psoriques, anti-syphilitiques, anti-scrophuleuses, qui souvent ont déterminé une aphonie complète, prouve de même que cela arrive par la suppression ou l'entretien trop prolongé de la transpiration, soit aux pieds, soit à la surface de tout le corps; tous ces faits, dis-je, prouvent les sympathies qui existent également entre les organes vocaux et le système cutané.

D'après ce que nous venons de dire sur les aphonies sympathiques, il est facile de voir que pour les combattre, on ne doit pas chercher à appliquer des moyens thérapeutiques directement sur les organes vocaux, mais qu'on doit chercher à découvrir les organes qui réagissent sympathiquement, afin de lutter contre l'état morbide ou physiologique qui produit la réaction.

Ainsi, l'aphonie causée par un prolapsus ou une ulcération de la matrice, disparaît dans un cas par l'application d'un pessaire, et dans l'autre par la cautérisation du col utérin. Les bains, les injections vaginales et celles occasionées par une suppression des règles ou d'un écoulement hémorroïdal, cède en rappelant ces écoulemens, dans le premier cas, au moyen des bains locaux, des saignées, des sangsues à la vulve, des vapeurs aromatiques, des préparations chalybées et tous les excitans emménagogues; dans le second cas, au moyen des sangsues à l'anus et des purgatifs aloétiques, etc.

Il en est de même pour toutes les aphonies sympathiques, dont le praticien doit modifier le traitement selon les circonstances; son expérience, et surtout sa sagacité médicale, devront suppléer à tout ce qu'il serait inutile et trop long de détailler ici, car la thérapeutique des altérations vocales sympathiques présentera nécessairement des variétés, suivant la nature et l'action passagère ou permanente des causes qui auront réagi sympathiquement. Il est donc nécessaire de re-chercher les causes et de les examiner scrupuleusement. C'est de leur connaissance que dépend presque toujours la guérison. Si nous ne parlons pas du traitement des autres aphonies sympathiques que nous avons indiquées plus haut, c'est que nous croyons que ce serait inutile et fastidieux, puisque nous rapporterons dans un autre chapitre, plusieurs observations sur la plupart de cette espèce d'altération de la voix, dans lesquelles on verra avec de longs détails tous les moyens thérapeutiques que nous avons employés, et que pour cette raison nous croyons devoir nous dispenser de reproduire ici. Cependant nous allons ajouter encore qu'en même temps qu'on s'occupe d'agir sur les organes qui ont déterminé la sympathie, il ne faut pas perdre de vue les organes vocaux, et d'autant plus qu'on peut souvent augmenter l'efficacité des moyens généraux qu'on aura employés, si l'on complète le traitement par des gargarismes astringens de sulfate d'alumine, faits dans la proportion d'une partie de ce sel sur soixante parties d'eau distillée de roses.

En attendant que, par une observation plus

attentive de notre économie , on puisse avoir des données plus positives sur les divers rapports et tous les liens sympathiques des organes de la voix, nous croyons devoir nous borner ici à en signaler les principaux, sans chercher à expliquer le mystère physiologique qui leur donne naissance, et à découvrir les lois vitales en vertu desquelles ils se manifestent.

DES APHONIES

ET DES

DYSPHONIES SPÉCIFIQUES.

Qui sufficit ad cognoscendum, sufficit
quoque ad curandum.
HIPPOCRATE.

Avant de parler du traitement des lésions spécifiques de la voix, je vais dire quelques mots sur
ce que j'entends par aphonies spécifiques.

Selon moi, l'épithète de *spécifique*, appliquée
aux maladies en général, indique celles qui se sont
développées par suite d'un vice spécial, *sui generis*, qui s'est fixé primitivement ou consécutive-
ment sur un organe en particulier.

D'après la définition que je viens de donner du
mot spécifique, pathologiquement parlant, on
concevra facilement les affections que je veux désigner par aphonies et dysphonies spécifiques.

Ainsi les vices vénériens, scrophuleux et toutes
les affections exanthématiques chroniques, qu'il

est inutile de nommer, peuvent par un déplace-
ment de leur agent morbifique, se transporter
sur un appareil quelconque d'organe, ou sans
abandonner le théâtre de leurs dévastations, s'é-
tendre plus particulièrement sur certaines parties qui dans le plus grand nombre de cas sont
épargnées.

Une aphonie spécifique est donc cet état dans
lequel un vice morbifique particulier, perdant en
quelque sorte le type ordinaire qui le caractérise,
va porter ses ravages sur les organes vocaux et
les empêche par sa fâcheuse influence, de jouer
le rôle admirable que la nature leur a assigné.

C'est ainsi que le virus syphilitique qui ordinairement est circonscrit et se fixe de préférence sur
les organes génitaux avec lesquels il est le plus
souvent mis en contact, peut se porter sur les
organes vocaux et déterminer l'aphonie ou la dysphonie, soit en changeant leur mode de vitalité,
soit en détruisant quelques-unes de leurs parties.
Ce mal dévastateur, engendré par le vice et la cor-
ruption, peut malheureusement dans quelques
cas atteindre l'innocence et la vertu. Je citerai
avec mes observations, celle d'un jeune homme
de seize ans qui contracta une laryngite, et par
suite une aphonie vénérienne pour avoir joué

sur le cor et avec l'embouchure de son maître de musique qui était atteint de la même maladie. Un traitement mercuriel que je prescrivis fit bientôt disparaître cette affection primitive, qui sans qu'il y eût aucune trace d'ulcérations apparentes, occasionait une chaleur très vive à la gorge, et de plus une extinction complète de la voix.

Il peut donc exister une aphonie vénérienne, et si l'expérience de tous les jours ne défendait pas de douter de cette affection, je pourrais citer un grand nombre de faits capables de lever toutes les incertitudes à cet égard.

J'ai eu également l'occasion de traiter par le mercure et les sudorifiques, et de guérir parfaitement un ancien militaire âgé de 34 ans, réduit par une phthisie laryngée syphilitique au dernier degré de marasme, avec fièvre hectique continue et sueurs nocturnes. Personne n'avait soupçonné avant moi une cause vénérienne à cette affection, qui eût été bientôt mortelle, si les aveux du malade, et surtout une petite ulcération tonsillaire de nature suspecte, ne m'avaient mis sur les vraies traces de l'origine de cette maladie.

La phthisie laryngée vénérienne est assez facile à reconnaître, lorsque le mal a commencé par les organes génitaux ou qu'il s'est manifesté par d'autres symptômes aussi appréciables, tels que des exostoses, des caries, des sudurations glanduleuses, etc. : dans ce cas le médecin prononce avec sécurité. Mais si le vice syphilitique a commencé ses premières ravages sur le larynx et les autres organes vocaux difficiles ou impossibles à explorer, le diagostic alors demande un praticien très habile et très exercé. Dans ce cas, il faut interroger le malade pour profiter de ses aveux, et examiner avec la plus scrupuleuse attention les amygdales, la bouche, la langue, le voile du palais, enfin les organes vocaux apparens ; on devra surtout s'attacher aux pustules et aux chancres, dont la surface ulcérée est d'un blanc sale avec des bords épais, durs, déchirés et taillés à pic. On examinera également avec soin, si les gencives sont spongieuses, et avec des bords rouges et enflammés. On cherchera aussi à s'assurer si les glandes ne sont pas le siége d'indurations et de taches suspectes, enfin si on n'y remarque pas de pustules transparentes, couvertes de croûtes écailleuses, etc. ; si tous ces symptômes se joignent à ceux que nous avons déjà indiqués pour reconnaître la phthisie laryngée primitive, on pourra prononcer avec assurance que l'aphonie qu'on a à traitér dépend d'une affection vénérienne.

Il arrive souvent que le voile du palais, la luette, les amygdales et toutes les parties de l'isthme du gosier, sont également le siége d'ulcérations de nature syphilitique, sans que pour cela le larynx ni la trachée se trouvent affectés : alors il y a seulement dysphonie, surtout pour les sons aigus du faucet, et les malades parlent comme s'ils avaient une division de la luette ou un gonflement des amygdales. J'ai observé à l'hôpital des vénériens que tous ceux qui offraient des ulcérations sur le voile du palais, même sans perforations, avaient seulement une dysphonie dans la voix articulée et le chant du premier registre, tandis que souvent chez les mêmes individus on remarquait une aphonie relative, c'est à dire, une aphonie qui n'avait lieu que pour quelques notes hautes du second registre. Cette observation vient militer encore en faveur de ce qui j'ai dit sur le mécanisme et la formation des sons aigus du faucet.

Le vice vénérien peut également se fixer sur les glandes bronchiques, et s'étendre sur toute la membrane muqueuse de la trachée de manière à donner naissance à une phthisie bronchique véné-

rienne d'où résulte souvent la dysphonie et quelquefois même l'aphonie complète. Dans ce dernier cas et dans les autres que nous venons de
rapporter, le patricien doit avoir promptement recours aux agens thérapeutiques que l'expérience
de plusieurs siècles et le témoignage des meilleurs
médecins nous ont présentés comme les meilleurs
spécifiques qui neutralisent l'action du mal et arrêtent les ravages qui signalent sa présence.

Il faut donc laisser les hommes ignorans ou
de mauvaise foi attaquer les préparations mercurielles, comme on laisse les charlatans s'agiter sur
leurs tréteaux, ou salir les murailles et les journaux pour préconiser d'autres remèdes; malgré les opinions diverses, et souvent opposées,
qui ont été émises en faveur où contre le mercure, les préparations de ce métal nous offrent la plus sûre garantie qui puisse légitimer
nos espérances.

Je ne m'arrêterai pas à décrire les différentes
manières d'administrer le mercure, soit en frictions par la méthode endermique, soit inté-
rieurement ; mais seulement j'ajouterai que le
deuto - chlorure (sublimé corrosif) pris sous
la forme pilulaire et combiné avec la résine de
gaïac et l'extrait gommeux d'opium, m'a paru

le mode d'administration qui d'une part fatigue moins les malades, et de l'autre offre plutôt et plus constamment d'heureux résultats. Chaque pilule, telle que je les emploie est composée dans les proportions suivantes, d'après la formule de M. le professeur *Dupuytren* :

Résine de gaïac.   2 grains.
Extrait gommeux d'opium.   1/3 de grain.
Deuto-chlorure de mercure.   1/6 de grain.

           pour une pilule,

dont on prend, d'abord une, matin et soir, puis deux, en augmentant d'une chaque fois tous les cinq jours; mais on ne dépassera pas le nombre de quatre, deux fois par jour, jusqu'a la fin du traitement. Pendant l'usage de ces pilules, on fera des gargarismes avec de l'eau d'orge édulcorée avec du sirop de diacode, à laquelle on ajoutera deux cuillerées de la liqueur de *Van-Swieten* par verre de liquide; mais on aura soin de ne faire l'addition qu'au moment de s'en servir, pour éviter la décomposition du sel mercuriel. Enfin on joindra à ces moyens la tisane de salsepareille ou de gaïac, et l'on suivra un régime doux en se conformant très strictement aux règles que nous prescrit l'hygiène. Lors même qu'une cause syphilitique serait bien reconnue, il ne faudrait pas

s'abandonner sans réserve à l'emploi des préparations mercurielles ; leur usage réclame beaucoup de prudence, et commande surtout les précautions les plus réservées ; car souvent les malades ont dévancé par un traitement mal dirigé la
mort, dont ils croyaient se garantir. Dans le cas
où le mercure aggraverait les accidens, on pourrait essayer, souvent avec avantage, la tisane Feltz,
les sirops et les tisanes sudorifiques de gaïac et
de salsepareille.

DE L'APHONIE ET DE LA DYSPHONIE SCROPHULEUSES.

Il peut exister également une aphonie ou au
moins une dysphonie scrophuleuse qui demande
un traitement particulier, que nous allons exposer rapidement, après avoir dit quelques mots
sur les symptômes généraux et locaux qui indiquent les altérations vocales de cette nature.

Nous entendons par aphonie scrophuleuse
celle qui est causée par une lésion siégeant sur
les organes vocaux, et s'étant développée sous l'influence d'un vice scrophuleux. Parmi les affections de ce genre qui peuvent causer des altérations de la voix, moins rares qu'on le pense géné-

ralement, se trouvent l'induration et l'hypertrophie des amygdales, l'inflammation muqueuse glandulaire du larynx et des bronches, enfin certains écoulemens chroniques des bronches et de la trachée et souvent l'épaississement de la membrane muqueuse de tous les organes vocaux .

Pour ne pas m'écarter du plan que je me suis imposé, je n'entreprendrai pas ici de parler de la nature, des causes et des variétés des maladies scrophuleuses; je ne chercherai pas non plus à indiquer toutes les dénominations par lesquelles les nosographes ont désignés toutes les affections de cette espèce; je suppose que le lecteur est instruit de leur signification : d'ailleurs, comme je n'avais rien à ajouter de plus que ce qui se trouve dans tous les traités de médecine, j'ai cru pouvoir passer outre sur ce sujet, et me contenter de parler seulement du diagnostic et du traitement des aphonies scrophuleuses.

Le diagnostic des affections vocales de cette nature est en général très difficile, et si l'on parvient à l'établir d'une manière assez positive pour permettre d'agir avec assurance et sécurité, ce n'est qu'avec l'aide d'une grande habitude, et surtout d'un examen le plus scrupuleux.

Pour mettre plus d'ordre dans ce que nous

avons à dire sur l'aphonie scrophuleuse, nous allons exposer les symptômes qui aident à la distinguer de celles qui ont une autre cause. Nous divisons ces symptômes en deux classes ; les premiers sont fournis par l'extérieur du malade et l'état des fonctions en général, et les seconds par l'exploration des organes vocaux et l'origine de la maladie.

La constitution scrophuleuse se manifeste à l'extérieur par l'aspect d'une peau très fine, diaphane, luisante, d'un blanc mat et parsemé de rousseurs, surtout à la face ; les membres sont froids, grèles et faibles ; les articulations volumineuses, les chairs sont molles et flasques ; les formes sont arrondies et peu élégantes, et le tissu cellulaire, par son grand développement, efface la saillie des muscles ; la face est pleine, les traits sont délicats, et presque toujours une couleur rosée répandue sur les joues forme un contraste agréable avec la blancheur du teint, et donne une apparence de santé qui trompe les gens du monde, mais jamais le médecin observateur. Les yeux sont en général grands, largement ouverts et sensibles à la lumière ; le regard exprime la douceur et la tendresse, et l'expression faciale porte presque toujours l'empreinte de la tristesse et de la mélancolie; les ailes du nez sont gonflées, les narines rouges, luisantes, souvent excoriées à l'intérieur; la pituitaire est souvent irritée, et devient de plus en plus épaisse; la muqueuse pharyngienne est quelquefois le siége des mêmes lésions qui altèrent la voix et la rendent sourde et nasonnée; les lèvres sont gonflées, et surtout la supérieure, les gencives sont molles, la mâchoire inférieure est très développée transversalement, les cheveux sont fins, blonds, quelquefois roux, rarement noirs. Le col est arrondi, les ganglions lymphatiques en général, surtout ceux de la mâchoire et des régions cervicales, sont ordinairement durs, arrondis et roulans sous les doigts. Tels sont en peu de mots les principaux symptômes fournis par le physique des malades.

Nous allons exposer actuellement ceux qui sont fournis par l'état des fonctions. Chez les personnes affligées d'une constitution scrophuleuse, les fonctions digestives sont souvent pénibles et irrégulières; les fonctions absorbantes semblent au contraire augmenter, les sécrétions sont peu actives, surtout la transpiration cutanée; la respiration s'exécute d'une manière pénible, et la voix, lors même que les organes qui la produisent ou la modifient, ne sont pas particulièrement affectées ; la voix, dis-je, est presque toujours plus ou moins enrouée ou glapissante. Je suis loin de penser que ceux qui sont atteints d'un vice scrophuleux doivent présenter tous les caractères que je viens d'indiquer. Il suffit d'en observer un certain nombre, et si je viens de les rappeler en grande partie, c'est pour que mes lecteurs ne les perdent pas de vue dans le diagnostic souvent incertain des aphonies et des dysphonies scrophuleuses.

L'organisation des sujets qui ne sont encore que disposés à la maladie dont il est question, présente, comme je viens de le montrer, des caractères auxquels le médecin ne peut se méprendre, quoiqu'elle ne se manifeste dans le principe que sous les apparences de la fraîcheur et de la santé. Cette organisation peut donc être modifiée par une foule de circonstances, et souvent les fâcheux effets qui se développent sous l'empire de cette cause, exercent d'abord leur funeste influence, seulement sur certains organes, pour attaquer ensuite toute l'économie, et porter le ravage et le trouble dans toutes les fonctions.

Si l'état scrophuleux se trouve répandu dans tout l'organisme, il peut dans quelques cas ne développer que des affections locales que les au-

teurs ont décrites comme étant la maladie princi-
pale, tandis qu'elles ne sont que des irritations et des
inflammations qui compliquent l'état scrophuleux.
Ces irritations se développent sous différentes parties et varient selon la nature des tissus sur lesquels
les lésions se manifestent. C'est pour n'avoir pas
fait cette distinction importante que la plupart
des praticiens ne voient la maladie scrophuleuse
que lorsqu'il existe des engorgemens des glandes,
des caries, etc., etc. Il est résulté de cela, qu'on n'a
cherché à combattre la maladie qu'après lui avoir
laissé envahir tout l'organisme et qu'après qu'elle a
eu exercé de grands ravages dans toute l'économie
animale. Il faut donc chercher à combattre moins
les symptômes des affections locales, qui ne sont
que secondaires, qu'il ne faut attaquer directement les causes et le principe du mal.

Ainsi lorsqu'un individu atteint d'une altération de la voix présentera la plupart des caractères qui indiquent un état scrophuleux, on devra
l'examiner avec la plus grande attention, s'assurer
autant que possible si son affection ne dépend pas
d'une des causes que nous avons déjà signalées
ou que nous ferons connaître dans un autre chapitre.

Si par exemple les amygdales sont hypertro-

phiées sans qu'elles soient le siége de douleur, et si
le gonflement est ancien et n'est pas le résultat de
plusieurs inflammations aiguës successives, enfin
s'il présente à sa surface de petites saillies ou de
petites plaques d'un rouge violet qui sont presque toujours indolentes, on peut prononcer dans
ce cas avec assurance que l'altération de la voix
est causée par une affection scrophuleuse. Le diagnostic sera corroboré si la membrane muqueuse
pharyngienne a une teinte livide et comme marbrée,
et si le malade, sans éprouver aucune chaleur et
presque aucune douleur dans le pharynx et dans les
bronches, joint à cela un écoulement muqueux,
abondant et fétide qui le force d'expectorer souvent. Cet écoulement est le résultat de l'irritation
scrophuleuse locale de la membrane muqueuse qui
tapisse tous les organes vocaux; il constitue une
véritable bronchorrhée strumeuse qui peut bientôt conduire à la phthisie pulmonaire. Dans quelques cas au contraire, au lieu de cet écoulement
bronchique, la membrane muqueuse se dessèche
et s'épaissit de manière à ce qu'en changeant de
vitalité, il survient bientôt une aphonie complète
qui est souvent au dessus des ressources de l'art.

Pour combattre les aphonies, ayant pour cause
les lésions que nous venons de signaler, il faudra

bien se garder d'avoir recours aux anti-phlogistiques , surtout aux saignées générales qui seraient
dangereuses, et aggraveraient toujours la maladie.
On emploiera d'abord les remèdes anti-scrophuleux, particulièrement l'iode pris sous différentes
formes; on prescrira plus tard les bains d'eau de
savon, ou encore mieux les bains salés et les bains
de mer en les associant à des solutions gélatineuses;
on conseillera des gargarismes iodurés ou d'iodure
de zinc, qui sont tout à la fois anti-scrophuleux
et astringens. Ces gargarismes se préparent selon la
formule que nous indiquons plus loin. A la fin du
traitement, on remplacera ces moyens par les
gargarismes d'alun que l'on continuera pendant
quelque temps et qu'on renouvellera souvent.
Enfin, pour ajouter à l'efficacité du traitement,
on prescrira les toniques, tels que les extraits de
gentiane , de quinquina et de centaurée, les préparations de fer, les tisanes de houblon, les jus
d'herbes crucifères associés à ceux des plantes
amères, la bière anti-scorbutique, les excitans
résineux, comme le goudron, le vin de quinquina
ou anti-scorbutique, etc. , etc. Enfin on pourra
employer également les frictions d'hydriodate de
potasse sur les parties antérieures et latérales du
cou, les frictions sèches sur la peau, et on aura

soin de faire alterner les divers genres de toniques et d'excitans avec des moyens mixtes pour
éviter que les malades ne s'habituent à l'action
des mêmes substances qui feraient dans ce cas
peu d'effet. S'il survenait pendant le traitement
quelques accidens particuliers ou quelques symptômes généraux, il faudrait tout suspendre et re-
courir même aux anti-phlogistiques et à tout autre
moyen indiqué, qu'on emploierait conme si le
malade n'était pas affecté de scrophule.

Le genre d'alimentation qui convient le mieux,
c'est celui qui est le plus substantiel et le plus
tonique. Les viandes bouillies ou rôties, les œufs,
le vin de Bordeaux, doivent constituer la base de
la nourriture. On pourra cependant y joindre avec
avantage l'usage modéré des salades, des légumes
farineux et des fruits bien mûrs. Enfin le médecin
pourra varier le traitement à son gré et selon les
circonstances, pourvu qu'il ne perde pas de vue
que ce n'est pas l'aphonie qu'il doit chercher à
combattre directement, mais bien l'état scrophuleux qui en est la cause première.

Il me reste encore, pour terminer ce chapitre,
à parler des aphonies exanthématiques et scorbutiques chroniques qui se développent, soit par
métastase, soit sympathiquement ; mais comme

d'une part ces affections vocales sont très rares,
et qu'on doit pour leur traitement se conduire
comme pour celui des autres aphonies spécifiques
et sympathiques, je vais me contenter d'en parler
succinctement, et ajouter que le médecin devra
toujours principalement chercher, soit à combattre directement le vice spécifique qui est le principe du mal, soit à rappeler d'abord l'agent morbifique sur les parties qu'il a abandonnées pour
l'attaquer ensuite par tous les moyens que la thérapeutique nous offre comme étant propres à
arrêter sa marche et à le déraciner complètement.

DE L'APHONIE ET DE LA DYSPHONIE
ÉXANTHÉMATIQUES CHRONIQUES.

Le mot exanthème a été employé par les anciens, et l'est toujours par les modernes pour désigner toute espèce d'éruption aiguë ou chronique de la peau. Une aphonie exanthématique est
donc celle qui résulte, soit du transport ou de
l'extension d'un exanthème, soit aussi de sa réaction sympathique sur les organes vocaux.

Je ne m'arrêterai pas à chercher à expliquer

ces transports, ces extensions ou ces réactions sympathiques, de même que je n'exposerai pas le traitement qui convient à chaque espèce d'aphonie exanthématique ; ce travail serait fastidieux par sa longueur, sans offrir aucun avantage. Je vais donc me contenter de dire que le premier principe pour traiter ce genre de maladie de la voix, consiste à faire renaître l'irritation cutanée, en rappelant les symptômes dartreux, psoriques, etc.; alors tous les accidens vocaux disparaîtront, et on combattra après, le vice spécifique par tous les moyens que l'expérience a fait constater comme étant les plus efficaces. Si la maladie n'était pas le résultat d'une métastase ou d'une sympathie, mais bien d'une extension du mal, il faudrait le combattre directement et par une excitation locale cutanée, chercher également à délivrer le plus tôt possible les organes vocaux de l'irritation dont ils sont le siége. Pour parvenir à ce but, on emploiera les vésicatoires sur les régions cervicales, les boissons chaudes sudorifiques miellées et aiguisées avec quelques gouttes d'acétate d'ammoniaque; les frictions sur la peau, les bains savoneux; on aura ensuite recours aux bains sulfureux et aux autres moyens trop connus pour que j'aie besoin de les indiquer ici.

DE L'APHONIE ET DE LA DYSPHONIE SCORBUTIQUES CHRONIQUES.

Ce genre d'aphonie, très rare et presque toujours incomplète, est le résultat d'une affection scorbutique chronique, mal traitée et non complètement guérie. Les malades qui sont atteints d'une altération de la voix dépendant de ce vice, sans présenter tous les symptômes ordinaires du scorbut, sont cependant faciles à distinguer, d'abord parce qu'ils ne manquent pas de parler de leur maladie ancienne, ensuite parce qu'ils présentent le plus souvent les lésions que nous allons indiquer.

En inspectant les organes vocaux, on trouve souvent la langue, et surtout le voile du palais et les parois de la bouche plus ou moins tuméfiées et ayant une couleur foncée presque livide; les gencives sont également gonflées et saignent au moindre frottement; enfin, la membrane muqueuse laryngo-pharyngienne est souvent recou-

verte par des ulcérations et des apthes qui s'opposent aux mouvemens faciles du pharynx, et
qui changeant le mode de vitalité de la muqueuse,
produisent nécessairement la dysphonie et même
l'aphonie ; d'ailleurs, la pâleur, la bouffisure des
malades, leur faiblesse plus ou moins grande,
enfin l'odeur infecte de leur haleine, sont encore des symptômes qu'il faut joindre à ceux que
nous venons d'indiquer.

Le traitement, qui est celui du scorbut, consiste à prendre des bains aromatiques, à faire
usage des boissons acidulées, des apozèmes composés de gentiane, de chicorée sauvage, de ma-
rube, de fumeterre, d'enula campana, etc., avec
addition de quelques grains de carbonate de
soude ; les vins de quinquina, les décoctions de
tan, et surtout du gargarisme suivant :

Décoction d'écorce de chêne,	1 livre.
Eau distillée de roses,	4 onc.
Sulfate d'alumine.	2 gros.

La décoction d'écorce de chêne se fait dans la
proportion d'une once d'écorce par litre d'eau.
On peut édulcorer ce gargarisme avec du sirop de
mûres, de groseilles, de limon ou de fleurs d'oranger, etc. L'alimentation se composera de viande de
mouton et de bœuf rôtis, de fruits rouges, de

vin de Bordeaux, de lait de chèvre, etc. Les promenades, la distraction, le changement d'air augmenteront encore les bons effets des moyens déjà indiqués.

Je pourrais encore parler dans ce chapitre de certaines lésions vocales qui peuvent se développer sous l'influence de la goutte et du rhumatisme; mais comme l'existence de ces espèces d'aphonies n'est pas suffisamment constatée, je ne fais que la signaler, pour prévenir les praticiens qui pourraient l'observer, qu'ils doivent tâcher de rappeler le mal sur son premier lieu d'élection au moyen des frictions, des épispastiques, des ventouses, des moxas, des bains chauds, des boissons sudorifiques, etc. Il est inutile d'ajouter que tous ces agens thérapeutiques doivent toujours être subordonnés au type de la maladie et suivant les circonstances et les symptômes qu'on observera.

APHONIES

ET

DYSPHONIES SYMPTOMATIQUES

D'AUTRES AFFECTIONS PARTICULIÈRES.

...... In cunctis certas inquirere causas
difficile est !   FRASCATOR, lib. I.

Si dans la plupart des cas, l'aphonie ou la dysphonie résultent d'un état pathologique des organes vocaux pris dans leur ensemble ou en
particulier, ces altérations de la voix sont encore,
ainsi que nous l'avons déjà dit, symptomatiques
de certaines affections, et ne peuvent alors être
étudiées par elles-mêmes sous le rapport pratique, c'est à dire, indépendamment de l'état morbide qui les a produites. Comme les affections
qui peuvent déterminer des altérations plus ou
moins grandes dans l'émission des sons vocaux
sont aussi diverses que nombreuses, je vais me
borner dans ce chapitre à parler de celles qui

17

sont les plus fréquentes, et que j'ai été à même d'observer le plus souvent.

APHONIES ET DYSPHONIES ATONIQUES.

J'entends par aphonies ou dysphonies atoniques celles qui dépendent d'une des causes suivantes :

1° De l'atonie des organes producteurs ou modificateurs de la voix ;

2° De l'atonie des premières voies ;

3° De l'atonie générale chlorotique.

L'aphonie, qui a pour cause l'atonie des organes modificateurs ou producteurs de la voix, est caractérisée par l'absence de la toux, par la teinte pâle de la membrane muqueuse pharyngienne, jointe à la difficulté du jeu des muscles constricteurs supérieurs du pharynx, des staphylins, de la langue, etc. Dans ce cas, si le mal semble tout à fait local et ne pas dépendre d'une des causes que nous avons signalées ou que nous signalerons encore, si les mouvemens du gosier sont seulement difficiles sans être douloureux, si le malade jouit du reste d'une bonne santé, on peut prononcer avec assurance qu'on a à combattre une aphonie atonique locale. Cette altération vocale est une des plus fréquentes ; elle a le plus souvent pour cause l'exercice prolongé des organes vocaux dans le chant, la déclamation, et même la parole ordinaire. Aussi, elle se remarque très fréquemment chez les artistes lyriques et dramatiques, les orateurs, les personnes qui ont une profession qui exige de grands éclats de voix. Cette aphonie est souvent intermittente et sujette à reparaître après un exercice vocal quelconque, et souvent même sans causes appréciables. Une artiste de Théâtre-Français, aussi distinguée par son esprit que par son talent Mme *Talma*, aujourd'hui comtesse de *Chalot*, dont j'ai l'honneur d'être le médecin, a été obligée de quitter la scène, où elle brillait d'un si vif éclat, parce qu'elle était atteinte d'une aphonie de ce genre. Je pourrais encore citer un grand nombre d'observations de cette espèce d'affection, qui peut avoir également pour cause l'abus de certaines infusions tièdes, de certaines pâtes ou pastilles béchiques, des bains trop fréquens, des saignées locales ou générales, qui sont toujours contraires, et qui augmentent le mal, au point de le rendre quelquefois incurable.

Pour combattre ce genre d'altération de la voix, qui souvent n'est qu'une dysphonie, j'emploie les moyens suivans :

1° Des gargarismes trois fois par jour au moins, d'après cette formule :

Sulfate d'alumine en poudre,	1 gros.
Miel rosat,	1 once.
Décoction filtrée de quinquina,	8 onces.
Infusion de roses de Provins,	6 onces.
Eau distillée de roses,	1 once.

J'augmente ensuite la dose d'alun, qui peut être portée graduellement suivant les circonstances jusqu'à celle de six ou huit gros ; M. *Bennati*, qui a employé cette substance avec beaucoup d'avantage, dit l'avoir portée jusqu'à deux onces sur dix onces de décoction d'eau d'orge. Je publierai la formule de ce médecin à la fin de cet ouvrage. Je joins encore à l'usage des gargarismes des frictions faites matin et soir sur les parties antérieures et latérales du cou, d'après la formule qui suit :

Extrait de jusquiame.	6 grains.
Idem de belladone.	6 grains.
Baume de Fioraventi.	4 onces.

Si l'aphonie atonique semblait être compliquée d'une légère paralysie des nerfs laryngés, je remplace le liniment ci-dessus par le suivant :

Extrait alcoolique de noix vomique. 6 grains.

Ammoniaque liquide. 1 gros.

Alcool camphré. 2 onces.

Huile d'amandes douces. 2 onces.

Lorsque l'atonie locale est à peu près dissipée, et que la voix a repris son timbre normal, je conseille l'exercice modéré des organes vocaux, soit par le chant, soit par la déclamation ; si le malade est chanteur, il ne doit pas chercher à chanter de longs morceaux de musique, mais seulement à s'exercer sur des gammes, d'abord dans la voix du médium, puis dans les notes basses et le faucet, suivant son organisation vocale. Dans le cas où les personnes ne chantent pas, elles devront lire et parler à haute voix sans faire aucun effort et en cherchant à imiter la déclamation des récitatifs ou à produire des sons qui se rapprochent autant que possible d'une gamme chantée. Cet exercice, qui doit toujours être modéré et fait graduellement, a pour but de fortifier les organes vocaux, de même qu'un exercice léger rétablit les forces épuisées d'un convalescent après une longue maladie.

Si l'aphonie se compliquait d'une atonie des premiers voies ou d'un embarras gastrique, on aurait d'abord recours, soit aux vomitifs, soit aux purgatifs pour employer ensuite les toniques tels que les préparations de quinquina, celles de fer, les boissons amères, etc., etc., les eaux minérales de Passy, de Valz, de Vichy, de Forges, de Spa, etc.

Si l'aphonie dépendait d'une atonie générale chlorotique, on joindrait aux moyens que nous venons d'indiquer les infusions amères aromatiques, comme celles d'armoise, de safran, de sauge, de mélisse, etc., puis l'on emploierait surtout les toniques emmenagogues plus actifs, comme l'écorce de marroniers d'Inde, la gentiane, le quassia amara ; les vins de quinquina, de petite centaurée, d'absinthe, seront également employés avec avantage. L'on viendra ensuite aux vins chalybés et aux autres préparations martiales, telles que la limaille de fer, le sous-carbonate du même métal, enfin les eaux minérales naturelles que nous avons déjà citées.

Pour rappeler les règles, si elles n'avaient pas reparu, on se conduirait comme nous l'avons dit dans l'aphonie sympathique ; on emploierait les lavemens stimulans, les fumigations aromatiques dirigées vers les parties sexsuelles, des fomentations irritantes sur la région hypogastrique, des sinapismes, des pédiluves stimulans, des ventouses, des boissons chaudes, etc., etc. Enfin on ferait tous les huit jours des applications de deux ou trois sangsues à la vulve, moins dans l'intention de diminuer la quantité du sang, que de l'attirer vers le bassin de l'utérus.

Les personnes atteintes d'une des altérations vocales atoniques, dont nous venons d'exposer les principaux caractères, devront toutes avoir d'abord recours au gargarisme dont nous avons donné la formule; elles devront encore observer exactement toutes les règles de l'hygiène, soit dans leur nourriture et leur boisson, soit en se couvrant convenablement selon la saison; elles éviteront les passages subits du chaud au froid, et feront un usage fréquent des bains tièdes, afin de favoriser toutes les sécretions et la transpiration cutanée, qui doit être cependant toujours modérée.

APHONIES ET DYSPHONIES VERMINEUSES.

J'entends par aphonie vermineuse celle qui est produite par la présence des vers dans le tube digestif. Les personnes atteintes de cette espèce d'aphonie éprouvent certains symptômes connus de tous les médecins, qu'il est, malgré cela, peut-être bon de rappeler succintement, parce que en ne les perdant pas de vue, on découvre facilement la cause de l'altération ou de l'extinction de la voix.

Les malades éprouvent des dégoûts pour certains alimens, et ont souvent une faim excessive revenant par accès ; ils sont généralement tourmentés par des hoquets fréquens, des nausées, des rapports de gaz acides, et par une salivation fatigante ; ils éprouvent des borborygmes, des coliques, auxquelles se joignent la diarrhée ou ou le ténesme ; leur ventre est empaté sans douleur marquée : s'ils sont encore jeunes surtout, ils ont les pupilles dilatées ; ils sont tourmentés par des bourdonnemens d'oreilles, et des démangeaisons notables sur les ailes du nez. Leurs yeux sont cernés, leur face est livide, et souvent une toux sèche et légère se joint à tous les autres symptômes ; enfin, comme l'a observé *Rosen* avec raison, ils se trouvent soulagés lorsqu'ils ont rendu quelques vers ou quelques fragmens de vers ; ce dernier signe est le seul bien positif qui indique la présence de ces animaux.

Pour combattre cette aphonie vermineuse, on cherchera à faire cesser la cause qui l'a produite, par l'usage des purgatifs, surtout l'huile de ricin combinée avec des substances anthelmintiques, telles que la mousse de Corse, le semen contra ; enfin on terminera le traitement par les toniques, tels que les préparations de fer et de quinquina, puis on aura recours aux gargarismes astringens avec le sulfate d'alumine ou de zinc.

APHONIES ET DYSPHONIES NERVEUSES.

Les aphonies nerveuses sont celles qui sont le résultat, soit d'une affection quelconque du cerveau ou des nerfs pneumo-gastriques, soit d'une affection des nerfs propres du larynx. Ce genre d'aphonie peut également être causé, par l'usage des boissons alcooliques, ou l'introduction dans l'économie de certaines substances narcotiques (1).

---

(1) *Sauvage* rapporte le fait curieux de plusieurs voleurs qui rendaient muettes par aphonie , les personnes qu'ils voulaient dépouiller en leur faisant boire du vin dans lequel ils avaient fait infuser des graines de datura stramonium.

Comme toutes les fonctions qui dépendent immédiatement du système nerveux, les fonctions vocales peuvent éprouver diverses altérations pour les causes les plus légères. Ainsi l'action nerveuse qui préside aux mouvemens du larynx et de la glotte, peut être suspendue par une foule de causes et de circonstances particulières, telles qu'une passion vive, la colère, la peur, l'approche d'un péril imminent, une chute, un mouvement subit quelconque, etc. Ce dernier genre d'aphonie est ordinairement de peu de durée. Dans le cas contraire, on emploierait de même que dans les aphonies que je viens de citer, les excitans de différens genres telles que des frictions sur la partie antérieure du col avec des linimens irritans, des vésicatoires, des moxas, des ventouses, des sétons, placés dans le voisinage du larynx, enfin l'électricité offre encore un moyen dont on peut dans quelques cas obtenir de bons résultats.

Il est encore un genre d'aphonie, ou plutôt de dysphonie nerveuse, qui est caractérisée par une espèce d'aboiement produit par un état convulsif du larynx : ce genre de dysphonie, que j'ai eu l'occasion de voir, portée à un degré très fort, cède presque toujours comme par enchantement à l'emploi bien dirigé des anti-spasmodiques, surtout aux infusions de valériane et aux pilules de *Méglin*. Je pourrais citer un fait qui m'est particulier, où, aux moyens précités j'ai joint l'application de petits moxas dans les régions voisines du larynx, mais je préfère rapporter le suivant que j'ai observé à l'Hôtel-Dieu et qui a été également consigné dans l'excellente thèse d'un de mes amis, le docteur *Junot* d'Yverdon.

Le malade qui fait le sujet de cette observation est un jeune enfant de dix ans, couché au n° 63 de la salle Sainte-Marthe, qui entra à l'Hôtel-Dieu dans le mois de mars dernier.

Ce petit garçon était d'une constitution grêle et d'un tempérament lymphathique. Il faisait remonter le début de sa maladie à six mois ; mais il ne put nous donner d'autres détails que les suivans. Il nous raconta qu'étant pris tout à coup de nausées et d'envie de vomir, il resta affecté d'une espèce de convulsion spasmodique du larynx. D'abord il n'éprouva qu'un peu de difficulté pour parler, mais bientôt l'articulation des sons devint tout à coup impossible. Pour tout traitement de cette affection, le médecin de son pays lui fit prendre une décoction de raisins secs et de pruneaux ; mais, comme on le pense déjà, le mal , loin de s'amender, ne fit que s'accroître.

C'est dans cet état fâcheux que les parens de cet enfant le conduisirent à l'Hôtel-Dieu de Paris.

La maladie paraissait consister principalement dans une altération des propriétés vitales des muscles intrinsèques et extrinsèques du larynx qui cessaient d'être soumis à la volonté. Les mouvemens de cet organe étaient grands et précipités, à un tel point qu'il parcourait l'espace d'un pouce, savoir, un demi pouce en montant et autant en descendant. Ces mouvemens du larynx s'exécutaient avec une telle rapidité que l'œil ne pouvait les suivre qu'avec beaucoup de peine. Il en résultait que le canal vocal se trouvait subitement alongé et raccourci, et que l'irrégularité de contraction et de relâchement spasmodique des muscles laryngés, surtout de ceux destinés à tendre les lèvres de la glotte, donnait naissance à des sons plus ou moins aigus et plus ou moins forts. La voix de cet enfant se trouvait donc modifiée d'une manière vicieuse, qui la rapprochait de celle d'un animal et que l'on pouvait surtout comparer à l'aboiement d'un chien.

Le traitement consista dans l'usage d'une infusion de valériane et dans l'administration des pilules de *Méglin*. La guérison fut parfaite en peu de jours, et l'enfant fut renvoyé à ses parens ayant recouvré l'usage de la parole dans toute son intégrité.

APHONIES ET DYSPONIES RELATIVES.

Je désigne sous le nom d'aphonies ou plutôt de dysphonies relatives celles qui n'ont lieu que sur certains sons vocaux, dans la voix articulée ou modulée; par exemple, il peut y avoir aphonie pour articuler un son labial, quoique un son lingual puisse être produit dans toute son intégrité; ainsi, souvent on ne pourra pas articuler *ba, ma, pa, fa, va*, tandis qu'on prononcera facilement *la, sa, ra, da*, et *vice versa* pour toutes les syllabes et tous les sons. Il en est de même de la voix modulée dans le chant; ainsi souvent il y aura aphonie pour les sons du faucet, tandis qu'on fera entendre de beaux sons dans les notes basses ou du médium. Une perforation du palais, des ulcérations sur cet organe ou dans l'isthme du gosier, un prolapsus de la luette, etc., peuvent, d'après les idées que nous avons émises sur la formation des sons aigus, produire l'aphonie relative que nous venons de signaler. On pourrait

pousser bien loin ces différentes altérations vocales que l'on confond souvent très mal à propos
avec le bégaiement. En d'autres termes, il pourrait exister autant d'aphonies de ce genre qu'il y a
de sons vocaux pris isolément ou combinés avec
les consonnes ; il résulte de là que la voix n'a pas
d'organe spécial et exclusif, mais un appareil
d'organe dont la lésion d'une ou de plusieurs parties ou encore mieux, l'absence de ces parties
constitue nécessairement des altérations vocales
qui varient selon le genre et le lieu de ces lésions
dont il faut rechercher les causes dans la diversité
des organes qui composent l'appareil phonateur.
C'est de la recherche de ces causes que dépend le
traitement des aphonies relatives, qui doit toujours être modifié selon leur nature, et qu'il est,
pour cette raison, presque impossible d'indiquer.

DE L'ENROUEMENT OU RAUCITÉ.

Il me reste à dire quelque chose sur une altération de la voix, la plus fréquente de toutes,
qu'on désigne sous le nom de raucité ou d'enrouement.

L'enrouement est toujours le résultat d'un état particulier de la membrane muqueuse qui recouvre les cordes vocales, ou plutôt d'une irritation physique ou sympathique de cette membrane qui empêche les parties qu'elle tapisse de se contracter convenablement pour produire des sons; lorsque l'irritation est plus forte, elle détermine l'aphonie ou la dysphonie.

Pour distinguer de l'enrouement les deux dernières altérations vocales que je viens de citer, il suffit de se rappeler que dans l'aphonie la voix est tout à fait éteinte, et que dans la dysphonie les sons se trouvent seulement, soit incomplètement articulés ou modulés, soit émis avec plus ou moins de douleur. Dans l'enrouement, la voix est voilée, son timbre a perdu de sa netteté, il devient obscur et plus bas; l'émission des sons est possible, souvent complète, mais sourde, et a presque toujours lieu sans difficulté. Enfin, pour qu'on puisse mieux apprécier la différence qu'il y a entre l'enrouement et la disphonie, je dirai que le premier se fait remarquer dans les affections dont le siége est sur la muqueuse du larynx et des bronches, tandis que l'autre n'a lieu en général que dans les affections siégeant au dessus de la glotte, c'est à dire dans le pharynx. Ainsi, il y a *enrouement* dans les rhumes, les laryngites et les bronchites légères; il y a au contraire *dysphonie* dans l'inflammation de la luette, des amygdales, de la langue, dans les divisions du voile du palais, etc.

Je vais cependant dire quelques mots rapides sur les causes de l'enrouement, quoique, ainsi que les autres altérations de la voix, il ne constitue pas une maladie, mais bien un symptôme d'une autre affection, principalement d'une inflammation légère ou d'une irritation sympathique de la muqueuse qui tapisse les cordes vocales ou la trachée, etc.

Les causes de l'enrouement sont, en général, celles du rhume ou de la bronchite aiguë peu intense, c'est à dire l'inflammation de la membrane muqueuse ou, comme nous venons de le dire, son changement de vitalité produit, soit par des cris et des efforts vocaux trop grands et trop prolongés, soit aussi par toute autre irritation, telle que l'impression du froid directement sur les organes vocaux ou sur les parties externes de ces organes, ou toute autre partie du corps, par exemple les épaules, les bras, la poitrine et surtout les pieds. On peut ajouter à toutes ces causes de l'enrouement celles que nous avons déjà signalées pour la bronchite dont il est un

symptôme, parmi lesquelles les principales sont :
l'inspiration de poussières irritantes, celles du
chlore, de l'ammoniaque, etc., etc. Lorsque l'enrouement est accompagné de la toux avec expectoration, il est alors le principal symptôme de
la bronchite légère, désignée sous le nom de
rhume, dont nous avons déjà parlé en nous oc-
cupant de la bronchite aiguë.

L'enrouement est également un des symptômes
de plusieurs maladies pulmonaires, (1) mais
comme les affections de ce genre regardent plutôt les organes respiratoires que les organes vocaux proprement dits, nous croyons devoir nous
dispenser d'en parler.

Comme le traitement de l'enrouement est subordonné aux causes qui l'ont produit, et que
d'ailleurs cette altération est presque toujours le
symptôme d'une bronchite, nous renvoyons,
pour son traitement à celui de l'affection que
nous venons de citer (Voyez le traitement de la
bronchite légère).

---

(1) Pour l'étûde des maladies pulmonaires, nul ouvrage
ne nous a paru aussi complet et surtout aussi consciencieux
que celui publié par le savant observateur et habile praticien
M. *Louis*, à qui l'Institut a décerné un de ses grands prix
Monthyon.

MODIFICATION PARTICULIÈRE DE LÀ MUQUEUSE
LARYNGO-PHARYNGIENNE.

A la suite d'un long exercice des organes vocaux, et souvent même sans qu'on puisse reconnaître une des causes appréciables que nous avons assignées aux autres altérations de la voix, la membrane muqueuse qui tapisse le tube vocal, surtout l'isthme du gosier, éprouve certaines modifications qui semblent dépendre d'un changement de vitalité ou d'une lésion physiologique dont on ne peut reconnaître et préciser la véritable origine.

Cette modification chronique, *sui generis.*, de la muqueuse, produit souvent la dysphonie et quelquefois même l'aphonie , surtout celle que je désigne par l'épithète de relative.

Ce genre d'affections est quelquefois caractérisé par une espèce de *leucorrhée buccale*, ou écoulement muqueux de toute la cavité pharyngienne. La membrane muqueuse conserve le plus souvent sa couleur ordinaire, mais elle semble être plus épaisse et parsemée de follicules visibles et de papilles anormales, plus ou moins saillantes.

Les personnes atteintes de ce genre d'écoulement, qui diffère de la salive et peut être comparé
aux mucosités des fosses nasales ; ces personnes,
dis-je, font constamment des mouvemens de déglutition, surtout lorsqu'elles veulent parler ou
chanter, et leur voix perd bientôt son timbre et
se change en une vraie dysphonie semblable à
celle qui résulte de l'hypotrophie des amygdales.
Il n'y a pas long-temps que j'ai observé un cas de
ce genre sur un jeune homme, M. *Leneuf*, demeurant rue de Grenelle, n° 37. L'emploi qu'il a
fait des gargarismes astringens lui a d'abord
fait éprouver une amélioration notable; et la continuation de ces moyens ont bientôt complètement triomphé de sa dysphonie. Le gargarisme
que je lui avais prescrit était fait d'après la formule suivante :

Prenez. Sulfate d'alumine   2 gros.
            Vin rouge   6 onces.
            Décoction de quinquina 6 onces.
            Miel rosat   1 once.

Faites selon l'art un gargarisme à employer trois
fois par jour.

L'état et les modifications physiologiques de la
membrane muqueuse pharyngienne ont donc une

grande influence sur le timbre de la voix ; cependant cette influence est encore presque toujours mal appréciée ; cela vient probablement de ce qu'on persiste à croire que le larynx est le seul instrument vocal exclusivement destiné à former la voix. D'après cette idée, on a dû nécessairement apporter peu d'attention aux fonctions du pharynx et à la part que prend le gosier, surtout le voile du palais, dans la formation des sons aigus.

Pour prouver que l'état de la membrane muqueuse de la partie supérieure du tube vocal joue, dans le timbre de la voix, un rôle peut-être plus grand que celui des muscles destinés à le mouvoir, je vais rappeler ce qu'on remarque dans les organes vocaux apparens dans une personne qui est atteinte d'enrouement. Alors la membrane muqueuse est plus rouge que de coutume ; elle paraît également plus gonflée, plus sèche, ou plus recouverte de mucosités que dans l'état naturel ; cependant si l'on examine attentivement toutes les parties qui composent le gosier, on verra qu'elles sont susceptibles d'exécuter comme de coutume tous leurs mouvemens, et que si on les observe prises isolément ou dans leur ensemble, elles jouent leur rôle ordinaire, quoique cependant la voix soit altérée d'une manière plus ou

moins notable; d'ailleurs ne voit-on pas des aphonies survenir subitement, par une sécheresse mo-
mentanée de la muqueuse laryngo-pharyngienne
ou par la plus légère irritation produite sur cette
membrane, soit par la déglutition d'une glace ou
d'une boisson froide, soit par l'inspiration d'un
air trop froid ou trop chaud; enfin par d'autres
agens irritans, surtout par la cautérisation
très légère des cordes vocales (1). Dans toutes ces
circonstances, les muscles et toutes les autres
parties des organes vocaux étant dans un état
d'intégrité parfaite, la membrane muqueuse se
trouvait certainement seule modifiée dans sa vitalité, et par conséquent d'elle seule dependait
l'altération vocale ou l'aphonie complète. Un
sujet aussi intéressant est bien digne de fixer l'attention des médecins physiologistes et réclame-
rait un grand nombre d'expériences et d'observations pour qu'on pût en retirer quelque chose
d'utile dans le traitement des affections vocales.

---

(1) J'ai déterminé par ce moyen des aphonies subites sur
des chiens ; M. *Bennati* a fait cette expérience avant moi, mais
je l'ignorais lorsqu'il m'est venu dans l'idée de l'essayer.

Quoique j'aie dit, au commencement de ce chapitre, qu'il est difficile d'apprécier et de bien préciser la cause de la modification *sui generis*, de la muqueuse laryngée pharyngienne, telle que je viens de la signaler, je pense cependant que cette modification est le résultat d'une irritation et d'une inflammation chronique et latente qui a déterminé un vice de sécrétion ou l'atonie, ou en un mot un changement dans le mode de vitalité dans la membrane muqueuse gutturale.

DU MAL DE GORGE

ou

DES INFLAMMATIONS AIGUES

ET CHRONIQUES

DU PHARYNX.

Aliter acutis morbis medendum, aliter vetustis,
aliter increscentibus, aliter subsistentibus,
aliter jam ad sanitatem inclinatis
CELSE. lib. I, de *Medicina*.

Quoique notre principal but, dans cet ouvrage, ait été seulement de nous occuper des affections chroniques qui altèrent la voix, nous croyons cependant qu'il sera utile de dire quelques mots sur les inflammations aiguës du gosier qui se renouvellent souvent à l'état chronique et sont les causes les plus ordinaires de certaines lésions dont nous avons exposé le traitement médico-chirurgical.

Si toutes les parties du corps sont susceptibles

d'être atteintes par l'inflammation, il n'en est pas qui y soient plus exposées que les organes qui forment le gosier, et surtout la membrane muqueuse qui le tapisse. En effet, continuellement sous l'influence de l'air trop froid ou trop chaud, et irrité d'ailleurs par les mouvemens fréquens occasionnés par l'articulation des mots et la déglutition des alimens et de la salive, le pharynx, à cause de ces circonstances, est plus sujet que les autres parties du corps à des phlegmasies plus ou moins intenses. D'après cela, il n'est donc pas difficile d'expliquer la plus grande fréquence des maux de gorge lors des changemens de saisons et à toutes les variations brusques de la température atmosphérique.

Tous les médecins savent que lorsqu'un organe est le siége d'une inflammation, il se gonfle, devient douloureux, et que sa chaleur est toujours plus ou moins augmentée. Tous ces caractères se manifestent dans les phlegmasies gutturo-pharyngiennes, soit sur une partie, soit sur toutes celles qui composent le gosier. Ainsi les amygdales ou tous les autres organes du pharynx peuvent être enflammés à des degrés différens, soit isolément, soit tous en même temps, selon leur plus ou moins grande sensibilité et selon l'énergie et la fréquence d'actions des causes qui ont déterminé la maladie.

Il y a donc des angines gutturales à différens degrés, et les pathologistes ont donc eu raison de les diviser en angine aiguë, simple ou légère, et en angine aiguë intense, appelée aussi esquinancie qui se termine également par résolution, souvent par suppuration et quelquefois par gangrène, ce qui constitue l'angine gangréneuse que nons ne faisons qu'indiquer.

Les causes de ces angines sont à peu près celles que nous avons signalées pour les bronchites, et de même que pour les phlegmasies des bronches et du larynx, l'action de ces causes a été plus violente dans certains cas que dans quelques autres.

Ainsi les causes les plus ordinaires des angines gutturales sont toutes les impressions extérieures qui agissent directement sur la région du cou, soit en dedans, soit en dehors, et qui déterminent une fluxion sanguine vers les parties supérieures. Les personnes qui, la tête et le cou découverts, prennent le frais le soir ou le matin, soit à une fenêtre, soit en plein air, celles qui parlent ou qui marchent contre la direction du vent, celles qui vont à cheval, surtout au galop, également en sens contraire de l'air, enfin celles qui, pour échapper à une chaleur excessive, sortent brusquement d'un bal, d'un spectacle ou de tout autre lieu à haute température sans avoir les précautions de se couvrir et d'attendre un peu dans une pièce moins chaude; toutes ces personnes, dis-je, s'exposent beaucoup à prendre une angine plus ou moins intense.

Souvent un mal de gorge se déclare aussitôt qu'on s'est refroidi ou mouillé les pieds, ou parce qu'on a habité ou seulement séjourné quelques instans dans un appartement humide ou qui vient d'être lavé .Toutes les autres causes que nous avons déjà signalées comme pouvant déterminer la plupart des altérations vocales dont il a été question, occasionnent également quelquefois des inflammations gutturales, telles sont : la suppression brusque d'un vésicatoire, d'un cautère, d'un ulcère, d'une irruption cutanée guérie ou plutôt répercutée par des moyens préconisés par le charlatanisme ou par l'ignorance, l'intempérance, l'oubli d'une saignée ou d'un purgatif lorsqu'on en a depuis long-temps l'habitude , la suppression d'une hémorrhagie nasale habituelle, menstruelle, hémorrhoïdale, celle de la transpiration, surtout des pieds, la fatigue produite par la lecture, la déclamation, le chant dans les sons aigus, les cris réitérés, l'usage des boissons glacées, celui des alimens irritans, du poivre, surtout du girofle, des liqueurs fortes, le contact de quelques substances caustiques, l'habitude de mâcher des corps durs, des fruits secs, du sucre, des noisettes, des noix, des amandes, l'irritation occasionnée par la présence d'un corps étranger, une chute, un coup, une blessure sur la région cervicale, enfin une disposition héréditaire, sont encore des causes prédisposantes ou déterminantes des phlegmasies gutturales.

Lorsque l'inflammation a son siége sur la membrane muqueuse qui tapisse le pharynx, ses principaux symptômes sont une altération de la voix qui devient nasonnée, surtout si la pituitaire est aussi envahie. Dans le début, la déglutition est plus ou moins pénible et douloureuse, la membrane muqueuse phlogosée est plus rouge et plus sèche que d'habitude ; elle paraît luisante, épaisse, gonflée, surtout la luette dont le sommet, chatouillant la base de la langue, provoque des nausées et des besoins d'avaler.

Plus tard une sécrétion de mucosité, plus ou moins abondante, succède à la sécheresse de la gorge ; et c'est principalement lorsque la membrane muqueuse est seule enflammée, que celle qui tapîsse les amygdales est recouverte d'un mucus grisâtre ou parsemé de concrétions blanches sébacées.

Cette inflammation, bornée à la membrane muqueuse gutturale, quoique moins grave que la phlegmasie aiguë des amygdales, offre une déglutition moins douloureuse et plus facile que dans ce dernier cas, et surtout une altération moins notable de la voix. Elle est en général de courte durée et se termine presque constamment par résolution. Il peut néanmoins arriver que, dans quelques cas, elle détermine un abcès dans la luette ou dans le voile du palais. Lorsque l'abcès doit occuper ce dernier organe, on peut le reconnaître facilement à la disposition de ses deux moitiés. Celle qui doit être abcédée est élevée et convexe, l'autre au contraire est déprimée et concave. La luette, de son côté, offre un gonflement considérable lorsqu'elle doit être le siége d'un abcès que l'on reconnaît également à une époque plus avancée par la fluctuation perçue au moyen d'un doigt porté sur la partie saillante. Ces abcès s'ouvrent le plus souvent seuls; mais je crois qu'il vaut mieux les ouvrir avec un bistouri dont on devra se servir avec prudence et précaution.

Cette espèce d'angine gutturale suit quelquefois une marche chronique, et détermine toujours la dysphonie ; elle est encore caractérisée par une gêne légère dans la déglutition, par un sentiment de sécheresse et de douleur peu intense dans l'isthme du gosier, enfin par la couleur des parties qui sont alors un peu plus rouges que dans l'état normal.

Le plus souvent l'inflammation du gosier ne se borne pas à la muqueuse, mais quoique simple et peu intense, l'irritation se porte encore sur les amygdales et s'annonce par une plus grande difficulté d'avaler. Souvent la phlegmasie s'étend et se propage jusque dans les fosses nasales, dans la trompe d'Eustache, dans le larynx, dans l'œsophage, enfin sur la muqueuse buccale et sur les glandes salivaires. On voit donc que la pharyngite simple peut déterminer à la fois un coryza, des douleurs d'oreilles, une surdité incomplète, la dysphonie, souvent pour les sons gutturaux et nasaux, une augmentation de difficulté dans la déglutition, enfin une sécrétion plus abondante de la salive et des mucosités buccales.

Malgré leur nombre et les différens accidens

qu'ils déterminent, tous ces symptômes peuvent exister dans l'inflammation simple de la gorge qui, dans ce cas, ne présente aucun caractère de gravité, et peut se guérir en peu de jours quand on n'a pas laissé l'irritation se porter à un degré extrême.

Lorsque la phlegmasie, de modérée qu'elle était, devient plus intense, elle envahit souvent avec violence tous les organes que nous venons de citer ou seulement elle se porte plus particulièrement sur une partie ou sur un seul d'entre eux ; dans ce cas les malades sont exposés à un danger d'autant plus grand que l'inflammation est plus vive et que l'organe est plus important. Quand les deux amygdales sont envahies en même temps, elles peuvent acquérir un volume considérable et gêner la déglutition au point de la rendre quelquefois tout à fait impossible. Si la douleur est souvent médiocre, d'autrefois elle est vive, accompagnée de chaleur et de besoin continuel d'avaler, et cette action est quelquefois si pénible et si douloureuse, qu'elle donne naissance à des contorsions de tous les muscles de la face.

Cet état fâcheux des malades est souvent rendu encore plus cruel par l'envie continuelle qu'ils ont de cracher et les efforts qu'ils font pour rejeter des mucosités qui sont épaisses et visqueuses. Lorsque le gonflement tonsillaire est très considérable, l'articulation des mots est tout à fait impossible, et l'émission des sons vocaux et la respiration s'exécutent avec la plus grande difficulté, au point qu'il survient souvent des suffocations passagères.

La maladie portée à ce point est toujours accompagnée de fièvre, de céphalalgie intense, de malaise général, de soif qu'on ne peut satisfaire; quelquefois il y a des vomissemens et toujours des nausées. Si la luette est envahie, les liquides sont encore plus difficiles à avaler que les alimens solides, et le gonflement extrême du voile du palais et de la muqueuse pituitaire rend l'inspiration de l'air très pénible, soit parce qu'il diminue l'entrée du conduit aérien, soit aussi parce que les mouvemens des muscles inspirateurs sont si douloureux qu'ils se trouvent en quelque sorte condamnés à l'inaction. Cet état de suffocation porté aussi loin réclame impérieusement les secours les plus prompts et les moyens les plus énergiques.

Si la tuméfaction des parties ne s'oppose pas à l'ouverture suffisante de la bouche, on voit les tonsilles former deux tumeurs plus ou moins considérables qui ne laissent souvent entre elles qu'un espace étroit, et quelquefois même on voit que ces deux glandes sont rapprochées au point de se toucher par leur face interne.

Toujours la muqueuse qui recouvre les amygdales partage l'inflammation de ces glandes ; tantôt elle est sèche et parsemée de points blanchâtres, tantôt elle est couverte de mucosité, et paraît d'un rouge vif et foncé. Lorsque la phlegmasie est bornée à une amygdale, le gonflement qui n'existe que d'un côté pousse la luette du côté opposé vers lequel on voit les malades s'incliner lorsqu'ils avalent leur salive ou autres liquides.

La toux gutturale et une expulsion laborieuse sont encore des symptômes ordinaires qui viennent se joindre à ceux que nous avons indiqués ; de même qu'il n'est pas rare de voir toute la membrane muqueuse pharyngienne rester sèche pendant tout le cours de la maladie dont la durée est ordinairement de huit à quinze jours et se prolonge rarement jusqu'au vingtième.

Le traitement des phlegmasies gutturales, comme celui de toutes les affections inflammatoires, consiste d'abord dans l'éloignement des causes qui les ont produites ; c'est une condition, *sine qua non*, d'une guérison complète et durable ; ensuite il varie selon l'intensité du mal, l'importance des parties qui sont plus particulièrement affectées, et surtout si la maladie est aiguë ou chronique. Il en est du reste à cet égard, comme pour toutes les autres affections; et l'importance de ce précepte médical était déjà bien appréciée par les anciens, car dans son premier livre sur la médecine, Celse disait : « *Aliter acutis morbis medendum, aliter vetustis, aliter increscentibus, aliter subsistentibus, aliter jam ad sanitatem inclinatis.* »

Quel que soit le genre et l'intensité de la phlegmasie gutturale, on doit recommander au malade de garder le silence le plus qu'il pourra, et de tâcher de résister au besoin qu'il éprouve d'avaler et de cracher continuellement. On fera en sorte que l'air qu'il respire ne soit ni chaud ni froid, et que ses boissons et ses alimens n'aient rien d'irritant, soit dans leur température et leur consistance, soit dans leur saveur et leur composition chimique. On joindra à ces moyens le repos du corps et de l'esprit, la situation élevée de la tête, enfin tout ce qui tend à diminuer l'afflux du sang vers les parties enflammées.

Si le mal est léger et que rien ne fasse pressentir qu'il doive prendre une plus grande intensité, on s'abstiendra des évacuations sanguines et on se bornera à l'usage des bains de pieds irritans, des boissons adoucissantes, telles que l'eau d'orge pure et coupée avec du lait, les infusions de violettes ou de mauves, les décoctions de guimauve édulcorées avec du miel ou un sirop adoucissant ou acidulé selon le goût des malades; ces boissons seront prises tièdes ou à la température de la chambre, selon qu'elles seront plus facilement avalées.

Malgré l'emploi de ces moyens, si la phlegmasie persiste ou semble plutôt tendre à augmenter qu'à diminuer, il ne faudra pas hésiter à la combattre à l'aide de l'application des sangsues sur les régions du cou correspondantes au siége du mal; il est bien entendu que le nombre de sangsues appliquées doit toujours être en rapport avec l'intensité de la maladie et le plus ou moins de forces du malade. En général, il vaut mieux en mettre plus que moins, et le terme moyen dans les cas les plus ordinaires, chez les adultes, est de vingt sangsues. En même temps, on fait usage de cataplasmes de farine de graine de lin sur les parties affectées; si l'odeur qui s'en dégage déplaisait, surtout aux femmes, on les remplacerait par des cataplasmes de farine de riz, d'amidon ou par l'emploi d'une vessie pleine de lait tiède. On prescrirait en même temps les boissons laxatives et les pédiluves sinapisées.

Lorsque la douleur locale aura disparu, mais qu'il restera, malgré cela, une altération dans la voix et une gêne dans la déglutition causées par un gonflement des amygdales qui n'est pas encore dissipé, on emploiera des gargarismes légèrement astringens, comme ceux composés d'après la formule suivante :

Prenez :   Infusion de roses de Provins.   2 onces;
   .Eau d'orge.   idem.
   Miel rosat.   1 once.

On peut également employer cet autre gargarisme :

Prenez :   Feuilles de ronces. 1 forte pincée.
   Idem, d'aigremoine. idem.
Faites bouillir pendant un quart d'heure dans
   Eau commune. 1 livre et demie.
Passez et ajoutez :
   Miel rosat ou sirop de mûres. 2 onces.

Il ne faut pas perdre de vue qu'on ne doit prescrire ces gargarismes que lorsque la douleur a cessé. Pendant qu'elle existe, les gargarismes adoucissans sont les seuls efficaces ; encore faut-il avoir la précaution de ne pas les agiter dans le

gosier comme on le fait ordinairement, mais seulement les garder dans l'arrière bouche le plus
long-temps possible, sans faire des mouvemens
qui augmentent toujours l'irritation gutturale. Le
manque de ce précepte peut être la cause que ce
moyen, souvent très bon, peut avoir de fâcheux
résultats, et que l'efficacité du remède dépend
beaucoup de la manière de l'employer.

Si le mal augmente encore d'intensité et qu'il
soit accompagné d'un appareil fébrile très marqué, on insistera davantage sur les évacuations
sanguines, principalement sur les saignées générales, sur les topiques émolliens sur le cou, sur
la diète absolue, sur l'abstinence même des boissons; on aura recours également aux ventouses
scarifiées, placées au cou, aux sinapismes, aux
vésicatoires, aux lavemens laxatifs d'eau de savon, de miel, de mercuriale; enfin, on insistera
surtout sur les dérivatifs et les moyens externes.
Dans ce cas, l'emploi des vomitifs, prescrit par
quelques de médecins, nous paraît beaucoup
plus nuisible qu'utile, parce que leur effet principal est de provoquer des contractions fortes
dans l'œsophage et le pharynx, et d'augmenter
en même temps l'afflux et la stase du sang vers
les organes supérieurs.

Lorsque l'inflammation s'est spécialement portée sur les amygdales, elle y détermine la suppuration; mais il est rare que l'abcès qui s'est formé ne s'ouvre pas de lui-même; le malade alors se trouve tout à coup soulagé, quelquefois au moment où il désespérait le plus de sa guérison. Dans ce cas, il faut se hâter de nettoyer la bouche au moyen d'un gargarisme d'orge miellée ; et pour activer la guérison, on prescrira les laxatifs doux, tels que les bouillons de veau et aux herbes, les décoctions de tamarin, la tisane de pruneaux, les eaux de Sedlitz, les lavemens de mercuriale miellés, etc. ; enfin, les gargarismes que nous venons de prescrire plus haut, ou encore mieux ceux faits avec de l'eau d'orge miellée et acidulée légèrement avec du vinaigre ou du jus de citron, sont, dans ce cas, généralement utiles.

Quant au régime, il doit varier selon les circonstances et l'intensité de la phlegmasie gutturale. On devra permettre de préférence les alimens dont le contact irrite le moins, tels que le lait, les potages légers, les fruits cuits, les crêmes, les gelées de viande ou de fruits ; enfin, toutes les substances douces qui n'exigent que peu de mouvemens de mastication ou de déglutition.

Pour ce qui est de l'angine gangreneuse, nous croyons devoir nous abstenir d'en parler, soit parce qu'elle est heureusement rare et qu'elle est presque toujours épidémique, soit aussi parce que ce serait trop nous éloigner du but de cet ouvrage; d'ailleurs on peut consulter les travaux intéressans du célèbre médecin de Tours, M. *Bretonneau*, où l'on trouvera des observations bien faites, des remarques judicieuses, un tact médical bien rare, enfin, une foule de preuves de son savoir et de la sagacité d'habile praticien qui le caractérise. Nous nous contenterons donc d'ajouter que lorsqu'on a le malheur de se trouver dans un pays où cette maladie épidémique règne, il faut, pour le plus léger symptôme, faire appeler un médecin, et dans tous les cas s'abstenir de moyens trop énergiques. Les débilitans, les évacuations sanguines sont presque toujours nuisibles, tandis que la nature du mal et l'expérience ont constaté, dans quelques cas, l'efficacité des toniques, principalement du quinquina.

Si l'inflammation du gosier est passée à l'état chronique, il faut également la combattre d'abord par les antiphlogistiques, les dérivatifs, et enfin par les gargarismes astringens faits comme il suit.

Prenez : Eau d'orge. . . . . . 8 onces.

Id. distillée de roses. 1 once.

Sirop de mûres. . . . Id.

Sulfate d'alumine. . . 1 gros.

dont on se servira trois fois par jour, en continuant l'usage jusqu'à complète guérison.

Si le gonflement des amygdales persistait, on aurait recours aux cautérisations avec une solution de nitrate d'argent, d'après le procédé que j'ai décrit ; enfin, si ce moyen ne réussissait pas et que l'hypertrophie ne fût pas le résultat d'un vice scrophuleux, on pratiquerait l'excision de ces glandes, si surtout la voix était altérée et la déglutition gênée.

Avant de terminer ce chapitre, nous allons ajouter quelques mots sur une inflammation de la membrane pituitaire, appelée vulgairement et improprement *rhume de cerveau*.

DU CORYZA OU RHUME DE CERVEAU.

On appelle ainsi l'inflammation aiguë ou chronique de la membrane muqueuse des fosses nasales. Si nous parlons de cette affection dans cet ouvrage, c'est que nous la rangeons parmi celles qui altèrent le plus fréquemment la voix. En effet, elle devient alors nasonnée, sourde, désagréable, surtout pour les sons graves et les syllabes nasales, dont l'émission exige que l'air sorte en même temps par la bouche et par le nez.

Cette affection, qui est quelquefois liée avec une phlegmasie pharyngienne, se développe souvent sans cause appréciable ; mais l'impression du froid, surtout aux pieds et à la tête, quoique n'étant pas une cause spécifique du *rhume de cerveau*, en est le plus souvent la cause occasionnelle. Si, presque toujours, il se manifeste seul, il est, dans bien des cas, lié avec les autres inflammations catarrhales et les affections exanthématiques.

Cette phlegmasie de la membrane pituitaire se manifeste d'abord par un sentiment de sécheresse et de gonflement, qui, avec les mucosités et les liquides sécrétés plus tard, s'oppose au passage de l'air par le nez et rend, pour cette raison, comme nous l'avons déjà dit, les sons vocaux, sourds, nasonnés, difficiles à émettre et désagréables à entendre. L'odorat et le goût sont en général très-émoussés ; le front est souvent le siége d'une douleur vive et d'une pesanteur bien manifeste. La membrane muqueuse est plus rouge que d'ordinaire, et souvent cette rougeur et le gonflement dont elle est le siége se propagent vers les parties

extérieures, d'où il résulte que les tégumens du
nez et des joues deviennent très-sensibles à la pression. Les malades sont alors sujets à des éternuemens fréquens et pénibles, et à des *reniflemens*
excités par un chatouillement incommode de la
muqueuse nasale, et par un besoin continuel de
se moucher, qui nécessite des efforts plus ou moins
grands, mais souvent inutiles, surtout lorsqu'on
veut expulser les matières que l'on croit avoir
dans le nez.

Les sécrétions de la membrane pituitaire enflammée varient à différentes époques ; chez quelques personnes, elles se suppriment dans le principe ; chez le plus grand nombre, les fosses nasales
exhalent un liquïde abondant, chaud, doué d'une
certaine âcreté qui produit des excoriations et des
petites crevasses sur les ailes du nez et la lèvre
supérieure. Plus tard, la matière sécrétée acquiert
progressivement plus de consistance et devient
blanche, jaune ou verdâtre, selon l'intensité de
la phlegmasie ; elle prend alors une odeur fade et
quelquefois fétide. Enfin, elle se dessèche en forme
de croûtes et se trouve entraînée au dehors soit
par les narines en se mouchant, soit par la bouche où elles ont été ramenées par l'action de re-
nifler.

Si cette affection est quelquefois très légère, souvent elle est accompagnée d'un malaise général et d'un mouvement fébrile qui persiste pendant plusieurs jours ; en général, lorsque l'inflammation est intense, elle est toujours suivie d'insomnie, de dégoûts, de douleurs contusives et de courbature des membres, de maux de tête qui rendent les malades très mal disposés pour tous les travaux manuels et intellectuels.

La durée du coryza est ordinairement de quatre à sept jours ; souvent sa marche est moins rapide, et la maladie peut se prolonger des mois ou plus long-temps dans quelques cas. Alors la matière qui est sécrétée est claire et liquide ; c'est plutôt un vice de sécrétion qu'une véritable inflammation. Souvent aussi c'est une succession de *rhumes de cerveau* entés les uns sur les autres.

La terminaison de cette phlegmasie a toujours lieu par sa résolution ; nous ne croyons pas, comme le prétendent quelques auteurs, qu'elle se fasse, si ce n'est comme exception, par suppuration, ulcération, gangrène, épaississement cancéreux, etc. Si tous ces cas ont été observés, ils n'ont *jamais* commencé par un véritable coryza, mais ils ont toujours été la suite soit d'un exanthème, d'une blessure, d'une érosion ou de l'action d'une cause extérieure qui a pu produire la suppuration et les autres phénomènes consécutifs que nous venons d'indiquer.

Le traitement de cette affection est très simple; il consiste à se garantir de l'impression du froid, des gaz irritans, de la poussière, etc. On prescrira aux malades des bains de pieds sinapisés, des boissons chaudes diaphorétiques, telles que les infusions de sureau, de bourrache, de tilleul. Dans le cas où le mal est intense, la diète, les fumigations aromatiques, celles faites avec du sucre brûlé dirigées vers les fosses nasales, les vésicatoires à la nuque ou derrière les oreilles, et, dans quelques cas très rares, l'emploi de la saignée sont encore des moyens qui arrêtent les progrès de la maladie et activent beaucoup sa terminaison. Lorsque le coryza semble passer à l'état chronique, on fera bien de se couvrir pendant la nuit le front et le nez avec une cravate de mousseline; on fera des injections dans les fosses nasales avec du vin sucré, et on prendra plusieurs fois dans la journée comme si c'était du tabac, des prises de sucre réduit en poudre impalpable. Ces moyens, que j'ai souvent employés, m'ont toujours donné les plus heureux résultats.

Je terminerai en disant que les personnes qui

ont des coryzas fréquens doivent prendre encore
plus de précautions et ne jamais perdre de vue ces
paroles de *Celse* : « *Si diutius aliquem et vehe-
mentius ista sollicitare consuerunt, huic enim quæ-
dam curiosior observatio necessaria est* (1). »

____

(1) Lib. IV, cap. 2, *de Medecina*.

DES GARGARISMES.

———

Avant de passer aux observations que nous devons joindre à cet ouvrage, il nous semble utile d'ajouter quelques mots sur les préparations médicamenteuses qu'on appelle gargarismes.

Le mot gargarisme, *gargarismus* du latin, et de γαργαρίζω, du grec, *je lave la bouche*, indique une préparation liquide destinée à agir sur les parties internes de la cavité buccale et du gosier.

Lorsqu'on se rince seulement la bouche, et que le gargarisme est mis en usage, moins comme médicament que comme préparation hygiénique ou de propreté, on doit contracter alternativement tous les muscles du pharynx de même que ceux qui forment les parois des joues, particulièrement les buccinateurs. Par ces mouvemens et les contractions simultanées ou alternatives des organes bucco-pharyngiens, on fait circuler le liquide dans toutes les anfractuosités et sur toutes les surfaces gutturales. Mais si le gargarisme est administré comme agent thérapeutique, surtout dans les affections inflammatoires aiguës des organes gutturaux, pour ne pas le rendre plutôt nuisible qu'utile, il faut avoir le soin de ne pas contracter les organes, comme nous venons de l'indiquer plus haut; on devra donc se contenter de tenir le gargarisme le plus possible dans la bouche, en renversant la tête, et en évitant d'agiter le liquide; sans cette précaution, les contractions et les mouvemens qu'on a l'habitude de faire augmentent l'irritation des parties enflammées qui ont besoin de repos. C'est l'oubli de ce précepte qui a fait dire à plusieurs praticiens que les gargarismes étaient souvent plutôt nuisibles qu'avantageux dans les inflammations gutturales, et qu'ils augmentent la douleur au lieu de la diminuer.

Si le siége du mal était borné à la cavité buccale, le malade, au lieu de renverser la tête, se tiendrait sur son séant, de manière à rejeter plus facilement le liquide, et à l'empêcher de pénétrer, soit dans le pharynx, soit dans les voies aériennes. Il devra également éviter d'avaler le gargarisme, si surtout, comme il arrive souvent, les substances qui le composent étaient de nature à irriter les organes de la digestion.

Les préparations médicamenteuses de ce genre

n'agissent ordinairement que localement, et leurs effets généraux sont toujours à peu près nuls, quoique la membrane muqueuse qui tapisse la bouche et le gosier soit très sensible et garnie de pores absorbans très nombreux; l'action des gargarismes est constamment trop instantanée pour que les liquides puissent être absorbés et être portés dans la circulation.

On prépare des gargarismes d'une foule de manières, et presque toutes les substances pharmaceutiques solubles ou simplement suspendues dans l'eau ou un autre liquide, ont été ou peuvent être administrées sous cette forme. Ainsi il y a des gargarismes émolliens, acidulés, astringens, toniques, narcotiques, détersifs, anti-syphiliques, anti-scorbutiques, etc., selon qu'il entre dans leur composition tels ou tels médicamens ayant les propriétés que nous venons d'indiquer.

Les maladies dans lesquelles les gargarismes sont employés, sont les suivantes : les stomatites, les glossites, les inflammations pharyngiennes, aiguës, simples ou couenneuses, les abcès des amygdales, l'atonie, le relâchement ou la paralysie des organes gutturaux, leurs inflammations, celles du palais, de la luette, la procidence de cet organe, les aphtes, les ulcérations syphiliti-

ques , scorbutiques, scrophuleuses ; enfin , toutes
les affections siégeant dans la cavité bucco-pharyngienne. Comme nous avons eu souvent occasion d'employer des gargarismes différens dans
la plupart des affections que nous venons de signaler, nous croyons qu'il ne sera pas déplacé
de les faire connaître, ainsi que les circonstances
où ils ont été mis en usage

GARGARISMES ADOUCISSANS.

Ils se préparent ordinairement avec les décoctions mucilagineuses, de racines de guimauve,
de graines de lin, d'orge perlée, de figues, de
dattes ; enfin avec du lait ou les infusions des
fleurs des plantes malvacées. J'ai employé souvent avec avantage le suivant :

Décoction de racines de guimauve , 1/2 livre.
   Idem   de figues grasses , 1/2 livre.
Lait ,   .   4 onces.
Sirop de gomme.   1 once.

Ce gargarisme est indiqué dans les inflammations aiguëes de la bouche et du gosier, dont il
diminue, concurremment avec les autres anti-
phlogistiques, la chaleur, la douleur et l'irritation.

GARGARISMES ACIDULÉS.

Ils se préparent en général avec une décoction d'orge perlée ou de guimauve acidulée, avec l'acide acétique, tartarique, le jus de citron, de groseilles, de frambroises, de mûres, etc., édulcorée avec du miel ou un sirop simple ou acidulé ; celui de mûres nous semble préférable, parce que l'acide qu'il contient est uni à une sorte de mucilage. Le gargarisme acidulé, que nous employons ordinairement, est composé selon la formule qui suit :

Décoction d'orge perlée,   _ ı livre.
Miel rosat,   ı once.
Sirop de mûres,   ı once.
Jus de citron ou vinaigre,   2 gros.

Ce gargarisme, ou les autres de ce genre, sont utiles dans les angines peu intenses et sans fièvre; ils diminuent la douleur et apaisent promptement l'inflammation.

GARGARISMES TONIQUES ET ASTRINGENS.

On les compose ordinairement avec les décoctions d'aigremoine, de quinquina, de tan, de noix de galle, de cachou, les infusions de roses de Provins, les eaux distillées de roses, de plantain, etc. Nous avons souvent prescrit le suivant :

Eau distillée de roses,	4 onces.
Décoction d'aigremoine ou de quinquina ,	8 onces.
Sirop de mûres ou miel rosat,	1 once.

Les gargarismes de ce genre sont employés avec avantage dans les inflammations gangréneuses, et surtout vers la fin de certaines inflammations chroniques du gosier avec atonie des tissus.

GARGARISMES STYPTIQUES ASTRINGENS.

Ils se préparent ordinairement avec de l'eau simple, une décoction d'orge ou avec du vin rouge, avec addition d'un sel minéral, qui est le plus souvent le sulfate d'alumine, de zinc, de fer, etc. Ceux que j'ai mis le plus souvent en usage sont les suivans :

Vin rouge,	1 livre.
Sucre,	1 once.
Sulfate d'alumine,	2 gros.

On peut augmenter progressivement la dose du sel.

AUTRE GARGARISME STYPTIQUE DE M. BENNATI.

Décoction filtrée d'orge,	10 onces.
Sulfate d'alumine, depuis	1 gros jusqu'à 16.
Sirop diacode,	1 once.

Ces gargarismes styptiques ont été employés très souvent avec succès par le docteur *Bennati* et par moi dans le traitement des aphonies et des dysphonies, ayant pour cause, soit une modification particulière des organes vocaux bucco-pharyngiens, soit un relâchement et une atonie de la membrane muqueuse qui tapisse ces organes. Ils ont en quelque sorte, dans ces cas, une action spécifique *sui generis* qui est incontestable.

GARGARISMES ANTI-SYPHILITIQUES.

La base de ces gargarismes est ordinairement les solutions des sels mercuriels, principalement de deuto-chlorure ou de nitrate de mercure, édulcorées avec du sirop de diacode. J'ai souvent employé le suivant :

> Eau distillée,   8 onces.
>
> Liqueur de Van-Swiéten,   2 onces.

Édulcorez avec sirop de diacode quantité suffisante ; il faut faire en sorte de ne pas avaler même la plus petite fraction de ce gargarisme ; il pourrait en résulter de grands inconvéniens.

Il est employé avec avantage dans les aphonies et les dysphonies vénériennes, dans les chancres et les ulcérations peu douleureuses de même nature, ayant leur siége sur les amygdales, le voile du palais, etc., et n'offrant pas les caractères d'une vive inflammation.

GARGARISMES ANTI-SCORBUTIQUES.

Ils sont en général composés de décoctions toniques de quinquina, de tan, etc., et surtout des sucs frais et des teintures de plantes crucifères, telles que le raifort, le cochlearia. Voici la formule de celui que j'emploie ordinairement.

> Suc frais de cochlearia,   4 onces.
>
> *Id*. de raifort,   4 onces.

Décoction de quinquina,   4 onces.
Sulfate d'alumine ,   1 gros.

Il peut être employé avec avantage dans les affections vocales ayant pour cause un vice scorbutique.

GARGARISMES ANTI-SCROPHULEUX.

Les teintures et les solutions d'iode et de ses
différens sels ; enfin , toutes les préparations de
ce corps simple, jointes aux toniques et aux astringens, sont la base des gargarismes anti-scrophuleux. La formule suivante m'a paru avantageuse dans les altérations vocales scrophuleuses.

Eau distillée,   12 onces.
Iode pur,   2 grains.
Iodure de zinc ou de potassium,   4 grains.

On édulcorera avec du sirop de fleurs d'oranger
ou de violettes ; mais il faut avoir soin de le faire
seulement à l'instant où l'on emploie le gargarisme, afin d'éviter une décomposition chimique.

GARGARISMES IRRITANS.

Ils sont en général composés de substances irritantes, telles que l'hydrochlorate d'ammoniaque, l'ammóniaque liquide, à doses fractionnées
et bien étendues d'eau, la pyrèthre, etc.; ils peuvent être utiles dans certaines paralysies partielles
et incomplètes de la langue et du pharynx.

On peut faire encore des gargarismes avec
l'acide hydrochlorique et sulfurique, bien éten-
dus d'eau; ils ont la propriété de modifier les
inflammations cancéreuses de la bouche et du
pharynx, il en est de même de ceux faits avec le
nitrate d'argent à la dose de un grain dans huit
onces d'eau édulcorée. On emploie aussi des gargarismes avec le chlorure de sodium, dans la
proportion d'une partie sur quatre parties d'eau;
ces derniers gargarismes ont surtout la propriété
de modifier et même de neutraliser l'odeur fétide qui s'exhale de la bouche, surtout dans les
stomatites couenneuses et les différentes gan-
grènes du pharynx et de la cavité buccale.

Avant de terminer ce chapitre, nous croyons
devoir ajouter encore quelques mots sur les sub-

stances caustiques qu'on emploie dans la cautérisation des organes vocaux. Ces substances sont l'acide hydrochlorique et sulfurique, le nitrate acide liquide de mercure, le nitrate d'argent, la solution de ce sel, l'alun en poudre, enfin la créosote pure.

Les acides hydrochlorique et sulfurique s'emploient purs, au moyen d'un pinceau fait avec un morceau de bois à l'extrémité duquel on a formé des barbes en entaillant le bout avec un couteau ; il en est de même du nitrate acide liquide de mercure, employé souvent pour cautériser les ulcérations syphilitiques de la bouche et préparé dans la proportion de huit parties d'acide nitrique pour une partie de nitrate de mercure cristallisé.

Le nitrate d'argent s'emploie soit sous la forme solide, appelée vulgairement *pierre infernale*, soit sous la forme de solution dont on imbibe une éponge que l'on égoutte avec soin et que l'on applique comme je l'ai indiqué. Cette solution aqueuse doit être faite dans la proportion d'une partie d'eau et d'une partie de nitrate d'argent. On a vu précédemment dans quelles circonstances et de quelle manière on doit appliquer ce caustique, au moyen des instrumens que j'ai imaginés. Enfin on peut encore employer comme caustique la créosote pure ; de même qu'une solution de cette substance peut être prescrite avec avantage sous la forme de gargarisme dans la proportion d'une partie de créosote sur quatre-vingt parties d'eau. On peut consulter sur les propriétés de cette substance découverte par *Reichenbach*, et sur la manière de l'employer, l'excellent travail que vient de publier le docteur *Miguet* (1); enfin, le sulfate d'alumine en poudre s'emploie par insuflation ou par application immédiate, d'après la méthode du célèbre praticien de Tours, M. *Bretonneau*.

---

(1) Recherches chimiques et médicales sur la créosote, Paris, 1834.

HYGIÈNE

DE LA VOIX.

Les sciences n'auraient pour fin qu'une stérile curiosité, si elles n'avaient sur la santé de l'homme les plus fécondes applications.

ROSTAN.

Après avoir exposé les différens mécanismes de la production des sons vocaux et nous être occupé des causes, des variétés et du traitement des principales affections qui déterminent les altérations de la voix, nous sommes amené naturellement à ajouter quelques mots sur l'hygiène spéciale des organes phonateurs et sur les précautions à prendre, soit pour acquérir un bel organe, soit pour le conserver lorsque la nature nous en a doués.

Le développement de la voix demande donc la plus sérieuse attention, et c'est dans l'enfance que doit commencer l'éducation vocale, en cherchant par tous les soins possibles à obtenir d'un organe aussi admirable que précieux toutes les modifications dont il est susceptible.

D'abord c'est sur le développement de la voix articulée qu'on devra primitivement porter son attention, afin de pouvoir imprimer de bonne heure aux organes flexibles et mobiles des enfans l'habitude de faire des mouvemens réguliers qui sont indispensables pour acquérir en même temps une voix sonore, une prononciation pure et des inflexions naturelles et faciles.

On parviendra presque toujours à cet heureux résultat, en exerçant de bonne heure les enfans, soit à parler, soit à lire à haute voix, mais de manière à ne jamais les forcer en prolongeant trop ce genre d'exercice, ou en les laissant prendre un ton trop haut ou trop bas. Il faut donc leur défendre toute espèce d'éclats de voix ou de cris forcés, et faire en sorte que leurs organes vocaux, si modifiables à leur âge, ne prennent pas l'habitude d'un timbre sourd ou aigre, souvent trop élevé et désagréable à l'oreille. On s'appliquera également à leur faire prononcer rigou reusement toutes les syllabes, et à ménager leur voix, de manière à faire sentir toutes les périodes d'une phrase. Ils devront aussi éviter de respirèr trop souvent et surtout trop brusquement, ce qui donnerait naissance à une sorte de hoquet, qui aurait non seulement l'inconvénient d'être ridicule, mais qui souvent pourrait encore déterminer une irritation de la muqueuse des cordes vocales et produire un enrouement habituel, quelquefois difficile à faire disparaître.

Si l'on doit commencer de très bonne heure l'éducation de la voix articulée, il n'en est pas ainsi pour la voix modulée ou le chant ; car c'est seulement à sept ou huit ans qu'on pourra essayer de faire chanter quelques gammes aux enfans. Ils exécuteront ces gammes posément, en filant les sons, mais jamais ils ne devront étendre leurs exercices au delà d'une octave dans le *médium*, en commençant au *ré* sous les lignes pour les sons graves, et en finissant au *ré* dans la portée pour les sons aigus. On pourrait cependant leur permettre quelques notes du faucet s'ils les prenaient sans faire aucun effort, toujours graduellement, et à des époques plus ou moins éloignées, en augmentant d'un demi-ton ou au plus d'un ton à la fois ; mais il ne devront, dans aucun cas, dépasser le *sol* au dessus de la cinquième ligne.

Ces préceptes regardent non seulement les parens des enfans qui ont des dispositions naturelles à chanter ou qui sont destinés à exercer l'enseignement de la musique ou à une profession telle que celle de chanteurs, de comédiens, d'avocats, etc. Pour ces derniers, on appliquera surtout les préceptes que nous avons donnés plus haut; mais pour les autres, c'est à dire ceux qui doivent être musiciens, on leur fera étudier les règles et le mécanisme de la musique jusqu'à l'âge de sept ou huit ans, qui est, je le répète, l'époque où l'on pourra commencer seulement à les faire chanter, ayant toujours soin de ne pas prolonger leurs exercices au delà d'un quart d'heure ou d'une demi-heure au plus

En suivant la marche que je viens de tracer, les organes vocaux acquièreront tous les jours plus de flexibilité et plus de force, et on obtiendra facilement ce résultat d'autant plus rare, qu'on se livre plus tardivement aux exercices du chant.

Au moment de la puberté, à cette époque intéressante et critique de la vie, où il s'opère chez l'homme une grande révolution et où les individus des deux sexes passent de l'enfance à la puberté, le timbre vocal est complètement changé, surtout chez les garçons qui perdent ordinairement une octave. Ce moment délicieux et mélancolique où nous éprouvons les premiers besoins d'aimer n'est pas fixé d'une manière précise ; mais la voix prend alors un tout autre caractère ; elle devient tout à coup plus rauque, plus grave et plus sourde. Ce changement n'est pas ordinairement de longue durée, et bientôt les sons vocaux ont acquis par leur nouvel état plus de force et plus d'étendue ; chez l'homme, le diapason de la voix, baisse le plus souvent d'une octave ; chez la femme, au contraire, le changement est beaucoup moins sensible, et son timbre vocal, qui conserve toujours plus ou moins le caractère de celui de l'enfance, a seulement gagné en vigueur et en sonoréité.

En général, lorsqu'on s'aperçoit que la voix commence à muer, les professeurs de musique ont pour la plupart l'habitude de suspendre tous les exercices et même de défendre sévèrement à leurs élèves de chanter seuls. Quoique à cette époque critique il faille prendre les plus grandes précautions pour que l'exercice du chant ne détermine pas un affaiblissement des organes vocaux dont le développement pourrait ainsi se trouver arrêté, je ne partage pas l'opinion des maîtres à cet égard, et je pense qu'il faut continuer les exercices même pendant le temps de la mue, en ayant toujours la précaution de faire chanter avec la plus grande prudence et la plus grande réserve, sans jamais perdre de vue que les exercices devront être tout au plus d'un quart d'heure par jour, et toujours bornés à un octave et demi, sans faire jamais dès efforts pour les sons graves et surtout pour les sons aigus. Du reste, une règle générale à observer, c'est de bien étudier la voix des élèves, et de remarquer tous les jours quelles sont les notes qu'ils auront perdues, afin de les retrancher non seulement de leurs exercices, mais encore de n'étendre ces derniers, soit dans le grave, soit dans l'aigu, que jusqu'à l'avant-dernière note laryngienne qu'ils auront conservée. Enfin, il arrivera une époque de très courte durée où l'échelle vocale ne sera plus que d'une octave; alors seulement je conseille de laisser reposer l'élève et de suspendre tous les exercices vocaux, que l'on pourra reprendre bientôt, en procédant graduellement depuis le *ré* sous les lignes jusqu'au *mi*. On ajoutera ensuite des notes à mesure que la voix gagnera en force et en étendue.

La pratique de ces préceptes, au lieu de fatiguer les organes vocaux et de gâter la voix des élèves, rend, au contraire, plus rapide la révolution physiologique de cet organe, qui, par un exercice modéré, acquierra en même temps dans son développement plus de souplesse, plus de force et plus d'étendue. Si certaines compositions musicales ou un exercice mal dirigé ont pu altérer la voix, et même fait perdre tous leurs moyens à des élèves, c'est que pendant le temps de la mue, on n'a pas suivi les préceptes que je viens de donner, et qu'on n'a pas su ménager leurs organes, en prenant les précautions qu'exige cette époque critique.

Je ne rappellerai pas ce que j'ai déjà dit, page 102, sur les conditions physiques que doivent présenter les personnes qui se destinent à l'exercice du chant ou de la déclamation ; je dirai seulement qu'il ne suffit pas pour s'y livrer sans danger d'avoir une voix pure et sonore, une oreille délicate, une intonation juste : il faut de plus avoir une poitrine bien conformée, des poumons sains, amples, contractiles et expansibles. Ceux qui n'offriront pas cette heureuse conformation, ainsi que les individus d'une constitution grêle, nerveuse, ou qui s'enrhument et qui tous-

sent pour les causes les plus légères; enfin, ceux
dont les parens sont morts de phthisie pulmonaires; toutes ces personnes, dis-je, doivent re-
noncer à prendre la profession de chanteur, de
comédien, d'avocat, etc. Les exercices vocaux
prolongés et fréquens qu'ils seraient obligés de
faire, détermineraient bientôt chez eux une maladie qui est presque malheureusement toujours
au dessus des ressources de l'art.

Si les parens et les professeurs de chant, soit
dans les conservatoires de musique, soit en ville,
observaient plus souvent les précautions que je
viens d'indiquer, il y aurait moins de victimes
de leur voix, et le manque de chanteurs distingués, à voix flexible et étendue, ne se ferait pas
sentir tous les jours de plus en plus.

Lorsqu'un chanteur est doué d'une heureuse
conformation et d'un organe vocal, pur, flexible et sonore, tous ses soins doivent tendre à le
conserver dans toute sa pureté et sa souplesse.

Je vais donc rappeler en quelques mots les règles d'hygiène qui l'aideront à obtenir plus facilement cet heureux résultat, et je lui signalerai
en même temps non seulement ce qu'il doit faire,
mais ce qu'il doit éviter pour se soustraire à l'em-

pire des causes qui déterminent les affections vocales les plus fréquentes.

D'abord, les personnes qui se livrent à l'exercice du chant, doivent encore plus que les autres éviter toutes les impressions d'une température froide, et se conformer moins à la puissance tyrannique de certaines modes dont les femmes sont encore plus esclaves que nous. Malgré la rigueur des saisons, elles exposent à l'action du froid leurs bras et leur cou nus, et souvent on les voit frissonner sous des vêtemens si légers et si courts qu'ils suffisent à peine à la pudeur. Ainsi habillées, ces victimes de la mode se plongent rapidement d'une atmosphère glaciale dans un air chaud, ou repassent de ce dernier, souvent haletantes de sueur, dans une température glacée : trop heureuses alors si elles en sont quittes pour un rhume et l'altération de leur voix. Mais souvent la mort succède aux plaisirs, ou plus à plaindre encore, on voit des jeunes personnes traîner péniblement le reste de leur existence, qui semble ne se prolonger que pour leur laisser les plus tristes souvenirs.

Les chanteurs devront donc éviter les fâcheuses impressions du froid, d'autant plus que rien ne détermine plus facilement les affections catarrhales des organes vocaux, soit qu'il se trouve en contact avec leurs surfaces muqueuses et par l'inspiration de l'air ou la déglutition d'un liquide glacé, soit que primitivement il soit dirigé sur la périphérie cutanée.

Lorsque par état, ainsi que les artistes dramatiques, on est forcé d'avoir plus ou moins longtemps quelques parties du corps découvertes, il y a certaines précautions à prendre qui diminuent de beaucoup la fâcheuse influence du froid. Ainsi, au lieu de rester auprès d'un feu vif jusqu'au moment de paraître sur la scène, on se contentera de se chauffer quelques instans seulement, et on tâchera de conserver cette chaleur artificielle en marchant et en faisant quelques mouvemens; on aura en même temps le soin de couvrir peu les parties qui doivent être exposées à l'air froid, afin qu'elles y soient moins sensibles lorsqu'elles seront plus directement en rapport avec lui.

Pour rendre également moins impressionnable la membrane muqueuse bronchique, on entretiendra une légère excitation vers la peau, en portant des gilets de flanelle, on évitera le plus possible, surtout le froid et l'humidité aux pieds; pour cela, on se trouvera bien de faire usage de chaussons de flanelle, recouverts immédiatement de chaussons de taffetas gommé.

L'usage des boissons chaudes, celui de la pipe, l'action de chiquer, les boissons alcooliques, les gargarismes de même nature répétés fréquemment, l'inspiration du tabac, de la fumée épaisse, de différens gaz, de la poussière, etc., irritant la muqueuse bronchique et la laryngo-pharyngienne, sont contraires aux chanteurs et peuvent déterminer à la longue un enrouement, ou même une aphonie complète. L'usage du tabac à priser est également nuisible à la beauté des sons vocaux, surtout chez les basses-tailles, car il épaissit et irrite la pituitaire, et rend, ainsi que le coryza, la voix sourde et nasonnée.

Les chanteurs doivent aussi avoir le soin de ne faire usage que de cravates souples, d'un tissu mou; ils doivent ne pas trop les serrer, car en comprimant le larynx, elles gênent la voix, surtout pour les notes basses. Chez les tenors et les soprani, elles peuvent causer subitement une attaque d'apoplexie, pendant la tenue d'un son aigu et prolongé.

Les femmes s'abstiendront de porter des corsets trop serrés, qui, s'opposant à la dilatation de la poitrine, les forcent souvent de respirer à contre temps, et les empêchent de profiter de tous leurs moyens et de toute l'étendue de leur voix.

Les ceintures ventrales peu serrées peuvent être utiles aux basses-tailles, qui sont plus disposés que les autres chanteurs à l'obésité et aux hernies abdominales.

Les frictions pratiquées de temps en temps sur la peau avec de la flanelle ou une brosse fine, stimulent la surface cutanée, et combattent plus ou moins la tendance qu'ont certains chanteurs aux affections catarrhales.

Il serait également utile d'avoir la précaution de ne chanter (je parle des chanteurs de profession) que quelques heures après avoir mangé, parce que lorsque l'estomac est distendu par les alimens, l'ampliation de cet organe s'oppose à l'abaissement du diaphragme, d'où il résulte que les fonctions respiratoires ne s'exécutent pas aussi bien.

De tous les excès, celui qui est le plus nuisible aux chanteurs, est sans contredit celui des plaisirs de l'amour; je pourrais citer plusieurs exemples de personnes qui ont perdu complètement la voix à la suite des excès de ce genre. M. ***, ancien chanteur distingué du théâtre italien, a été atteint d'une aphonie complète, après une nuit de débauche. Ceux qui tiendront à conserver long-temps un bel organe et une voix pure et sonore, devront donc apporter la plus grande réserve dans les jouissances vénériennes. Il en est de même du vice honteux de l'onanisme, qui fait tant de victimes dans les deux sexes, et qui est peut-être aussi souvent la cause de la raucité de la voix à l'époque de la puberté, que la puberté même. La sympathie très grande qu'il y a entre les organes vocaux et génitaux, explique facilement pourquoi la moindre excitation de ces derniers, réagit promptement sur le larynx, et fait sentir aussitôt sa fâcheuse influence sur le timbre de la voix.

Les chanteurs devront également s'abstenir de chanter en plein air, surtout le soir, lorsque la température est froide et humide ; l'oubli de ce précepte hygiénique aura encore de plus graves résultats, si l'on chantait ou si seulement on parlait la face tournée du côté du vent. Lorsqu'on sera forcé de sortir pendant l'humidité et une température basse, alors on aura la précaution de porter constamment son mouchoir devant la bouche et le nez ; de cette manière on respirera un air toujours tempéré, et on se soustraira à l'action irritante de l'air froid. *Martin*, notre célèbre chanteur, dont la voix admirable est encore si pure, si flexible et surtout si étendue, ne manque jamais d'avoir cette précaution.

Les femmes, à l'époque de leurs règles, se trouveront très bien de porter des caleçons de flanelle; comme elles sont alors plus impressionables, elles éviteront ainsi des dysménorrhées ou des supressions qui altèrent toujours leur santé et fort souvent leur voix. Il serait même prudent pour elles de ne pas chanter pendant ce temps, surtout les grands airs de nos opéra modernes; alors leur timbre vocal étant toujours moins pur, et l'émission de leur voix moins facile, elles peuvent donc se fatiguer plus tôt que dans tout autre époque et s'exposer en même temps à faire mal apprécier leur talent et leur moyen. Les femmes enceintes devront également, pour les mêmes raisons, chanter moins souvent et moins long-temps; pendant la durée de la gestation, elles sont plus exposées aux enrouemens, aux dysphonies et sertout aux aphonies complètes.

Autant l'exercice modéré du chant peut être utile par les mouvemens qu'il imprime au système pulmonaire et à tous les muscles de la poitrine et de l'abdomen, autant son excès est nuisible. Ce que je dis de l'exercice de la voix modulée, s'ap-

plique également à celui de la voix articulée ; les
règles sont à peu près les mêmes pour les chanteurs, les comédiens, les orateurs, les prédica-
teurs, etc., et en général pour ceux qui parlent
souvent et avec feu et pendant un certain temps.
Tous, surtout dans l'âge de l'adolescence où le
système pulmonaire se développe, sont sujets aux
crachemens de sang, aux dilatations anévrisma-
les du cœur et des gros vaisseaux, et aux maladies aiguës et chroniques de la poitrine et des
organes vocaux proprement dits. Ces accidens
sont déterminés, le plus souvent, par la longue
expiration qu'ils soutiennent et les inspirations
profondes trop rares ou trop brusques auxquelles
ils sont astreints. Le grand art des chanteurs et
des orateurs est de savoir respirer à propos, et
de ne jamais essayer par des efforts et des éclats
de voix à dépasser l'étendue de leur moyen et de
leur puissance vocalisante.

Si je ne craignais pas de me laisser entraîner
dans des considérations trop longues, je pourrais
ajouter encore une foule de préceptes hygiéniques relatifs à ceux qui exercent beaucoup leur
voix, soit dans le chant, soit dans la déclamation.
Sans entrer à cet égard dans de grands détails,
que rendent d'ailleurs moins indispensables les

conseils que j'ai déjà donnés, j'ajouterai que ceux qui se livrent aux exercices de la voix, doivent le faire toujours avec modération, surtout dans les premiers temps, et qu'ils ne peuvent, sans de grands dangers, vouloir changer le genre de voix que leur a départi la nature; ils doivent mener une vie sobre, user de tout et n'abuser de rien; enfin, ils doivent, encore plus que les autres hommes, ne jamais perdre de vue ces préceptes d'*Hippocrate*, qui résument en quelque sorte toutes les règles de l'hygiène : « *Moderata durant,* » *atque vitam et sanitatem durabilem præstant.* »

Il me reste à rappeler encore ici la loi générale que le vieillard de Cos a présentée et résumée si bien en huit mots :

« *Labor, cibus, potus, somnus, venus, omnia* » *sunt mediocria.* »

Malgré toutes les précautions que nous venons de conseiller, aussitôt que les personnes qui se livrent aux exercices de la voix s'apercevront d'un crachement de sang, même léger, d'une toux sèche; aussitôt surtout qu'elles commenceront à maigrir, elles devront s'abstenir de chanter sous peine de mourir bientôt d'une phthisie pulmonaire ou laryngienne.

Nous ajouterons encore que pour éviter les

hémoptysies et les congestions sanguines vers les parties supérieures, l'emploi de petites saignées et l'usage des bains de pieds ne peuvent qu'être avantageux ; de même que pour remédier aux autres accidens et pour dissiper la fatigue, qui est souvent le résultat du chant, on fera bien de suivre les conseils de *Galien*, qui prescrivait l'usage fréquent des bains tièdes, dans le but de soutenir l'éclat, la pureté et la force de la voix

Pour terminer ce que nous avions à dire sur l'hygiène de la voix, nous ajouterons encore que si l'exercice de cet organe, porté au delà de certaines bornes, peut être nuisible à la santé ; l'exercice du chant, lorsqu'il est modéré, peut calmer notre ame agitée, ranimer nos forces épuisées, relever notre courage ; enfin devenir une espèce de soulagement instinctif qui nous fait supporter nos peines et nos ennuis. Le matelot sur la mer, le voyageur dans sa route, le captif dans sa prison, enfin le laboureur, l'artisan, le berger et le soldat chantent tous comme machinalement pour suspendre ou faire disparaître leur crainte, leur tristesse et leur fatigue.

Trop heureux si les conseils que nous venons d'exposer rapidement peuvent être utiles à quelques personnes ! En les donnant, nous étions pé-

nétré de l'idée que le médecin qui cherche à conserver la santé de ses semblables, et pour le moins
aussi utile que celui qui guérit les maladies. C'est
donc le cas de dire ici, avec *Sénèque*, que c'est un
plus grand service de soutenir quelqu'un qui est
sur le point de faire une chute, que de relever
celui qui est tombé : « *Pluris est labantem sustinere,*
» *quàm lapsum erigere.* »

OBSERVATIONS.

PREMIÈRE OBSERVATION.

Aphonie résultant d'une suppression de la transpiration des pieds.

Monsieur Adolphe Rich..., âgé de 27 ans, qui me fut adressé par madame Milliaux, dont j'ai traité le fils, affecté de bégaiement, étant allé à la chasse au marais dans le mois de novembre 1830, rentra chez lui tout courbaturé, ayant une toux sèche, un mal de gorge et un enrouement très fort. Après quelques jours de traitement qui consista en infusions chaudes gommées, en gargarismes d'orge miellée, etc.; la toux, le mal de gorge et le corysa dont il était également affecté, disparurent, mais il existait toujours un enrouement qui augmenta au point qu'il se changea bientôt en aphonie complète. M. Rich... resta dans cet état jusqu'au mois de mars 1831, époque où il vint me consulter; il avait alors une difficulté si grande de se faire entendre qu'il était presque toujours obligé d'écrire ce qu'il voulait dire, parce que les efforts qu'il était obligé de faire le fatiguaient considérablement.

Ayant examiné avec attention les organes vocaux, et m'étant assuré qu'il ne restait aucune trace de l'inflammation laryngienne qui avait d'abord produit l'enrouemeut et la toux, je pensai avec raison que l'aphonie qui leur avait succédé pouvait dépendre d'une suppression de transpiration; je demandai à M. Rich... s'il n'avait pas été sujet avant la maladie pour laquelle il me consultait, à certaine transpiration habituelle qui se serait supprimée depuis le jour où il avait été chasser au marais; M. Rich... étonné que je lui fisse cette question, parce qu'il était loin de croire que son aphonie eût quelque rapport avec une ancienne sueur arrêtée, me dit qu'effectivement

il était sujet depuis son enfance à une forte transpiration des pieds, qui s'était supprimée depuis
quelque temps, mais qu'il ne pouvait m'assurer
si l'époque de la suppression coïncidait avec le
jour où il avait chassé dans le marais. Il me dit
encore qu'il était habitué de chasser dans l'eau et
que jamais sa sueur ne s'était supprimée pour cela.
Il ajouta encore, qu'il avait été plutôt content
que fâché de se voir débarrassé de cette incommodité très gênante pour lui, et que d'ailleurs,
aucun des médecins qu'il avait déjà consulté, ne
lui avait fait cette question, et qu'il croyait que la
perte de sa voix ne pouvait venir de là, mais probablement des efforts qu'il avait fait en toussant
pendant les premiers jours de son rhume.

Malgré tout ce que me dit M. Rich..., j'avais
presque la certitude que son aphonie n'avait pour
cause que la transpiration des pieds supprimée
brusquement à laquelle il était sujet; c'est dans
cette conviction, que je prescrivis le traitement
suivant :

1° Je recommandai au malade de prendre tous
les jours, matin et soir, un bain de pieds avec
addition d'une once d'acide hydro-chlorique, ou
une forte poignée de moutarde;

2° J'engageai M. Rich... à porter jour et nuit

des bas de laine, par dessus lesquels il devait mettre des espèces de bottines de taffetas gommé; je lui recommandai de changer les bas aussitôt qu'ils seraient mouillés par la sueur;

3° J'ajoutai à ces moyens une infusion de fleurs de chèvrefeuille et de fleurs de bourrache, édulcorée avec du sirop de mûres, et prise aussi chaude que possible à la dose de deux ou trois tasses, le soir en se couchant.

Le second jour que M. Rich... eut fait usage de ce traitement, il eut une transpiration générale excessive, celle des pieds surtout fut très abondante pendant la nuit, et l'étonnement de toute la famille fut aussi grand que le sien, lorsqu'on vit que sa voix éteinte depuis long-temps, reparut comme par enchantement et qu'il ne restait plus qu'un peu d'enrouement qui cessa bientôt après l'emploi de ces moyens continué pendant huit jours.

M. Rich... qui demeurait à quarante lieues de Paris, m'écrivit pour me faire part de son état et de sa joie. Je l'engageai à ne prendre plus que des bains de pieds à l'eau simple, et à se contenter de porter encore pendant quelque temps des bas de laine, et à faire matin et soir des gargarismes avec du vin rouge, dans lequel on devait faire infuser des roses de Provins ; ce gargarisme avait pour but de donner un peu de ton à la membrane muqueuse du gosier, qui semblait être le siége d'une atonie qui empêchait que les notes aiguës pussent être formées aussi facilement qu'avant l'aphonie. Quinze jours après le premier traitement et l'usage du gargarisme, la voix avait repris son état normal, et depuis cette époque, M. Rich... n'a plus été atteint, même du plus léger enrouement.

DEUXIÈME OBSERVATION.

Phthisie laryngée primitive. — Aphonie. — Excision de la luette. — Guérison.

M. Stanislas Ludowski, âge de 35 ans, valet de chambre du général anglais Ramsay, demeurant à Paris, rue du Faubourg-du-Roule, à la suite d'un froid excessif qu'il avait eu pendant une nuit en attendant son maître qui était dans une soirée, fut atteint d'une aphonie complète, accompagnée des symptômes suivans: mal de gorge très violent, qui l'empêchait d'avaler même sa salive, sentiment de chaleur dans la bouche et dans tout le gosier (je laisse parler le malade), toux continuelle sans crachats, mais douloureuse quoique légère, sécheresse dans la bouche, chatouillement dans le gosier, ce qui l'excitait à tousser et surtout lui donnait de fréquentes envies de vomir. Enfin, il me dit qu'à tous ces symptômes se joignait une grande difficulté de respirer, un

grand mal de tête et une fièvre excessive, lorsqu'il fit appeler un médecin anglais qui était celui
de son maître.

Le médecin, jugeant la saignée indiquée, voulut
la pratiquer, mais il la tenta vainement plusieurs
fois sur les deux bras, et n'obtint que quelques
gouttes de sang; il partit après avoir prescrit une
décoction d'orge.

La portière de la maison, voyant les symptômes augmenter, alla prier un interne de l'hôpital
Beaujon de venir voir le malade; ce jeune chirurgien pratiqua une large saignée au bras, fit appliquer quarante sangsues au cou, prescrivit deux
lavemens d'eau de savon, des gargarismes d'eau
d'orge, une infusion de tilleul édulcorée avec du
sirop de mûres, prise par petites cuillerées à bouche. Sous l'influence de cette médication, le mal
s'amenda un peu, et l'application de deux syna-
pismes aux jambes augmentèrent encore l'effet des
autres moyens; après huit jours de traitement, le
malade se trouvait assez bien, mais il lui restait
un chatouillement à la gorge et un peu d'enrouement, auxquels il fit peu d'attention, pensant les
voir disparaître, même sans aucun traitement.

Cet espoir fut tout à fait déçu, et M. Ludowski
vit accroître son chatouillement de la gorge au

point qu'il avait continuellement envie de vomir et d'avaler sa salive, ce qui, disait-il, lui desséchait la bouche et lui faisait perdre souvent entièrement la voix. C'est après avoir consulté plusieurs médecins que ce malade se présenta chez moi, croyant avoir, comme on le lui avait dit, une phthisie laryngée, ce qui aurait infailliblement eu lieu si on avait un peu plus tardé d'y apporter remède.

Après m'être assuré au moyen du stétoscope de l'état de la poitrine, je trouvai que les poumons étaient sains, et qu'aucun symptôme ne coïncidait du côté de ces organes avec ceux du larynx; ayant examiné le gosier, qui était légèrement rouge et comme desséché, la luette très procidente, rouge et comme desséchée; la luette offrait un état de prolapsus très marqué, et je conclus avec raison, que j'avais affaire à un commencement de phthisie laryngée primitive, indépendante d'une affection pulmonaire, mais étant causée par le frottement de la luette sur la base de la langue. Je fis part de mes idées au malade et lui proposai pour le guérir plus promptement, de lui faire l'excision de la luette. Il se soumit sans peine à cette opération, et au bout de quelques jours, la santé et la voix revinrent comme avant.

Je pourrais ajouter ici deux autres observations du même genre, ou de prétendues phthisies laryngées avec aphonie ont été promptement guéries par l'excision de la luette.

TROISIÈME OBSERVATION.

Aphonie sympathique résultant de la suppression des règles.

Madame de Bri..., âgée de 23 ans et demi, mariée depuis quatre ans, toujours bien réglée jusqu'à cette époque. Étant allée au bal le second jour de ses règles, après avoir beaucoup dansé selon son habitude, elle eut l'imprudence, quoique étant en sueur, de prendre une glace qui lui causa un enrouement subit. Le lendemain, elle fut prise d'une angine tonsillaire très intense, qui nécessita l'application de vingt sangsues au cou. Ses règles se supprimèrent tout à fait dès ce moment, et son enrouement se changea alors en aphonie complète. Son état ne faisait qu'empirer tous les jours, elle vint me consulter pour son aphonie qui était la chose qui l'inquiétait le plus, et c'est en la questionnant qu'elle me raconta les circonstances que je viens d'exposer.

Après avoir examiné au moyen de mon stomascope toutes les parties qui constituent le gosier, je n'aperçus aucune trace d'inflammation ; la membrane muqueuse était même plus pâle que de coutume, le voile du palais, surtout la luette, étaient seulement un peu relâchés et se contractaient difficilement. Les amygdales, la droite principalement étaient gonflées, mais n'étaient le siége d'aucune douleur ; madame de Bri... me dit que ses amygdales avaient été toujours gonflées, et qu'elle était souvent sujette à des inflammations de la gorge.

La cause de cette aphonie me semblait offrir tous les caractères de l'espèce que j'appelle symphitaque, et résulter d'une suppression brusque de l'écoulement des règles ; je crus donc devoir soumettre madame de Bri... au traitement et au régime suivans :

D'abord je prescrivis trente sangsues à la vulve, le soir un demi-bain, le matin un bain de pieds, et dans la journée des fumigations faites avec une décoction de plantes aromatiques, et dirigées vers les organes génitaux. Tous les huit jours je faisait renouveler une application de quatre sangsues à la vulve, et j'ajoutai à tous ces moyens des frictions sur les cuisses, et recommandai de porter de la flanelle sur la peau, surtout autour du bassin. Pendant son traitement, madame prenait matin et soir une cuillerée à bouche de vin chalybée, et suivait un régime tonique qui augmenta encore la constipation à laquelle elle était sujette. Je prescrivis alors des pilules faites avec du calomélas, de l'aloès et du savon médicinal, un grain de chaque par pilule, à prendre deux matin et soir pendant cinq jours, époque où, au moment d'une application de quatre sangsues à la vulve, les règles reparurent; le lendemain la voix revint un peu, et au grand étonnement de tout le monde, elle se développa de plus en plus pendant quinze jours, où elle avait tout à fait repris son timbre ordinaire. Je cautérisai plusieurs fois les amygdales qui restaient gonflées, et cet excès de précaution ramena ces glandes à leur état normal. Madame Bri... possède aujourd'hui un timbre vocal, qui est même plus pur qu'auparavant; j'attribue ce changement heureux aux cautérisations faites sur les amygdales qui étaient gonflées depuis long-temps, et qui, pour cette raison, altéraient un peu le timbre vocal surtout dans les sons aigus du chant.

QUATRIÈME OBSERVATION.

Aphonie par atonie des organes vocaux.

Madame Prouvèze, maîtresse de chant, âgée de 26 ans, d'un tempérament nerveux, d'une constitution délicate, à la suite des exercices prolongés et fréquens que sa profession la forçait de faire depuis long-temps, fut prise d'abord d'un enrouement léger qui augmentait surtout le soir après avoir terminé ses leçons ; craignant que son mal n'empirât et ne l'empêchât de continuer l'exercice de son état, elle fut consulter un des premiers médecins de Paris, qui prescrivit une saignée au bras, des gargarismes d'eau d'orge miellée et le repos des organes. Le lendemain de la saignée, la dysphonie augmenta encore, lorsque madame Prouvèze, bien inquiète sur son état, me fut adressée par M. Hoffmann, son médecin ordinaire, le 18 mai 1833.

J'examinai attentivement le gosier de madame Prouvèze, et n'y trouvai aucun symptôme apparent de phlegmasie; le voile du palais et les constricteurs du pharynx n'exécutaient que difficilement leur mouvement, surtout dans les sons aigus qui étaient tout à fait impossibles. La membrane muqueuse bucco-pharyngienne était pâle, les amygdales ne présentaient rien de particulier, la luette seulement était un peu procidente et se contractait avec la plus grande peine.

La poitrine, les bronches et le larynx n'offrant rien d'ailleurs qui ne fût normal, je crus reconnaître que la dysphonie que j'avais à traiter, dépendait d'une espèce d'atonie des muscles modificateurs de la voix, occasionée par un exercice trop prolongé, et augmentée encore par la saignée. Je prescrivis d'abord des gargarismes faits trois fois par jour et composés comme il suit :

Vin rouge ordinaire,   1 livre,
sulfate d'alumine,   4 gros,
sucre blanc,   2 onces.

Pour augmenter l'efficacité de ces gargarismes,

je cautérisai la luette avec le nitrate d'argent. Sous l'influence de quatre cautérisations, de plusieurs gargarismes et de trois pilules prises matin et soir, et composées de sous-carbonate de fer et de rhubarbe, à la dose de deux grains de chaque par pilule, madame Prouvèze vit sa disphonie disparaître, et après quelques jours de traitement qu'elle ne suspendit que graduellement en diminuant tous les jours les doses des médicamens, sa voix reprit son timbre ordinaire, et elle put continuer l'exercice de sa profession qu'elle avait été momentanément obligée d'abandonner.

CINQUIÈME OBSERVATION.

Dysphonie et enrouement. — Cautérisation des amygdales. — Guérison.

M. Maximilien Brandier, ouvrier corroyeur, qui m'avait été adressé par M. le professeur Dupuytren, il y a environ trois ans, pour le traiter

d'un bégaiement très fort, dont je l'ai complètement guéri à cet époque, vint me consulter pendant le mois de mai 1833, pour un enrouement
dont il se disait atteint depuis son enfance, et qu'il
attribuait alors aux efforts que son vice de la
parole lui avait fait faire. Comme j'avais déjà remarqué en 1831, lorsque je traitais son vice de
la parole, qu'il avait les amygdales très tuméfiées;
je me rappelai cette circonstance et même qu'il
s'était alors refusé à l'excision que je lui avais proposée; j'explorai de nouveau sa bouche, et trouvai que ses tonsilles avaient acquis un volume
considérable. Je lui proposai encore une seconde
fois l'opération; il s'y refusa comme la première;
mais il accepta la cautérisation avec le nitrate
d'argent, que je fis au nombre de sept ou huit fois
sur les amygdales dans l'espace de deux mois environ. Ces opérations, qui n'étaient nullement
douloureuses, furent pratiquées avec beaucoup
de facilité, au moyen du porte-caustique que j'ai
imaginé, qui se trouve dessiné à la fin de cet
ouvrage. Sous l'influence d'un traitement aussi
simple et de quelques gargarismes, faits avec une
décoction d'écorce de grenade édulcorée avec du
sirop de diacode, les amygdales reprirent, sinon
leur état normal, mais du moins furent ramenées

dans de nouvelles conditions, qui, changeant le mode de vitalité de ces glandes et de l'isthme du gosier, firent disparaître l'espèce de dysphonie et l'enrouement dont ce malade était atteint depuis sa jeunesse. Il est à noter que sa dysphonie augmentait sensiblement tous les jours, surtout depuis, qu'étant guéri de son bégaiement, il exerçait beaucoup plus ses organes vocaux.

SIXIÈME OBSERVATION.

Aphonie sympathique, résultant d'une ulcération du col de la matrice.

Madame Gil..., demeurant alors rue de Bagneux, âgée de 28 ans, Anglaise d'origine, veuve depuis deux ans, d'une taille élevée et d'un tempérament éminemment nerveux, étant atteinte d'une attaque d'hystérie très forte, à laquelle elle était sujette depuis long-temps, madame Voisin chez qui elle logeait, me fit appeler pour lui donner des soins ; je trouvai cette dame sans connaissance et presque sans pouls. Après lui avoir fait respirer de l'éther, elle porta brusquement la main à la gorge, comme pour indiquer que quelque chose l'étranglait. Je prescrivis une potion calmante et anti-spasmodique, et tous les autres moyens indiqués contre l'hystérie. Après une demi-heure, madame Gil... avait tout à fait repris connaissance et ne se plaignait plus que de son étranglement à la gorge. Comme sa voix était très enrouée, je croyais que c'était un état accidentel, dépendant de l'état hystérique où elle se trouvait alors. Mais elle me dit que depuis long-temps sa voix était enrouée, et qu'ayant consulté vainement plusieurs médecins pour cela, elle s'était résignée à parler toujours ainsi, et que c'était pour les attaques de nerfs auxquelles elle était sujette, qu'on m'avait prié de venir la voir.

Après avoir questionné madame Gil..., j'appris qu'elle était affectée depuis long-temps de douleur sourde dans les lombes et dans les cuisses, et de tiraillemens dans les aines, et qu'elle avait des fleurs blanches très abondantes. Supposant une affection de l'utérus, je m'assurai, par le toucher et le spéculum, de la vérité de mon diagnostic, et ne m'occupai plus de la dysphonie, que j'avais d'abord remarquée.

Le col de la matrice fortement boursouflé, présentait sur le pourtour du museau de tanche plusieurs ulcérations sanieuses et fétides. Je prescrivis des bains généraux, des injections, des cataplasmes émolliens, un cautère au bras, enfin je pratiquai plusieurs cautérisations sur les ulcères avec le nitrate acide liquide de mercure, et mon étonnement ne fut pas peu grand, lorsque, sans avoir cherché à obtenir un résultat doublement heureux, je parvins à délivrer madame Gil..., non seulement de la maladie de matrice, mais encore de sa dysphonie, dont elle ne s'occupait plus depuis long-temps.

Cette observation curieuse prouve, d'une manière bien concluante, combien est grande la sympathie qui existe entre les organes génitaux et ceux de la voix, et que souvent, comme l'a déjà avancé M. *Tanchou*, plusieurs altérations de cet organe n'ont pas d'autre origine.

SEPTIÈME OBSERVATION.

Aphonie vénérienne. — Gargarismes et traitemens antisyphi-
litiques. — Guérison.

M. C..., étudiant en droit, âgé de dix-huit ans, était affecté depuis trois mois d'un mal de gorge avec dyphagie, qui lui causait une grande difficulté d'émettre les sons vocaux, et qui souvent lui occasionait une perte complète de la voix, lorsqu'il voulait parler pendant quelques instans.

M. C... éprouvait une chaleur très vive à la gorge, qui ne s'était qu'un peu amendée pendant quelques jours, après un traitement antiphlogistique et des évacuations sanguines générales et locales; la douleur sourde et la chaleur incommode qu'il éprouvait continuellement dans le gosier, le rendaient triste et lui suggéraient les idées les plus sinistres.

C'est dans cet état que M. C... vint me consulter; j'examinai attentivement les organes vocaux apparens, dont la couleur, à peu près celle de l'état normal, ne présentait aucun caractère d'inflammation. Croyant voir dans cette affection une aphonie résultant d'une modification particulière des organes vocaux, dont je ne pouvais cependant découvrir la cause, je prescrivis des gargarismes astringens, qui augmentèrent de beaucoup la douleur, au point qu'il fallut les suspendre le second jour.

Ayant fait de nouvelles questions à M. C..., j'appris qu'il prenait depuis quelque temps des leçons de cor, et que c'était à peu près depuis cette époque que son mal de gorge avait commencé; du reste, il ne croyait pas que ce fussent les exercices sur son instrument qui eussent causé sa maladie, car il s'en était abstenu depuis plusieurs jours, et cependant son mal ne faisait que s'accroître; d'ailleurs, il donnait du cor depuis deux ans, sans avoir éprouvé la moindre gêne. Il ajouta qu'il se servait de l'instrument de son maître, et que ce dernier était forcé de l'accompagner de son violon, ayant, disait-il, des boutons dans la bouche.

Je pensai, avec raison, que les prétendus boutons du professeur pouvaient bien être le résultat d'une affection vénérienne, qui avait été communiquée à l'élève qui se servait pendant ses leçons de l'instrument de son maître. M. C***, à qui je fis part de cette idée, parut, d'après ce que je lui dis, la partager complètement, et être disposé à faire tout ce que je lui prescrirais pour se guérir d'une maladie qu'il avait contractée bien innocemment. Le traitement suivant fut donc mis en usage.

D'abord je conseillai des bains entiers à prendre tous les jours, et l'emploi des pilules faites comme il suit :

Résine de gaïac,   2 grains.

Extrait gommeux d'opium, un tiérs de grain.

Deuto-chlorure de mercure,

(subl. corros.)   un sixième de gr.

Pour une pilule.

Faites selon l'art de semblables, n. 72, à prendre une matin et soir pendant cinq jours, puis deux, en augmentant d'une tous les cinq jours jusqu'au nombre de quatre, qu'il ne faut pas dépasser.

J'ajoutai à ces moyens un régimé approprié, l'usage de la tisane de salsepareille et du gargarisme suivant :

Eau d'orge,   4 onces.

Liqueur de Van-Swiéten, 2 cuillerées à bouche.

Gardez quelques instans dans le pharynx, en renversant la tête en arrière, sans agiter les parties comme on le fait en prenant dés gargarismes.

Après quelques jours de traitement, la chaleur avait cessé, l'émission de la voix n'était plus douloureuse ; il ne restait qu'un peu d'enrouement qui disparut bientôt. La guérison fut complète après cinq semaines. M. C... jouit actuellement d'une santé parfaite, et il peut, sans en être incommodé, jouer du cor, chanter et s'exercer à la déclamation.

HUITIÈME OBSERVATION.

Aphonie sympathique résultant de l'inflammation aiguë d'un testicule. — Traitement anti-phlogistique. — Emploi des dragées balsamiques de copahu. — Guérison.

W..., ouvrier coutelier pour les instrumens de chirurgie, ayant contracté, en 1830, une blennorrhagie imparfaitement guérie par la potion de Chopart, prise avec la plus grande répugnance, à la suite d'une longue marche faite le 28 juillet 1831, sentit son testicule gauche s'engorger et devenir douloureux. Loin de garder le repos et de consulter un médecin, W.... se fatigua de nouveau le lendemain 29, dansa même plusieurs fois et fit des excès de différens genres pendant la journée. Le 30, le testicule avait acquis un volume considérable, et était devenu le siége de douleurs si vives qu'elles le forcèrent de garder le lit. Après s'être fait appliquer, de son chef, vingt sangsues sur l'organe malade, et après avoir plusieurs fois fait usage de bains, de cataplasmes et de fumigations qu'on lui avait prescrits l'année précédente pour la même maladie, W...., voyant que les douleurs persistaient, ou plutôt qu'elles ne s'étaient que très peu amendées, se décida à me faire appeler. Je trouvai le testicule très douloureux et cinq à six fois plus gros qu'à l'état normal; le malade était atteint de plus d'une aphonie complète, à laquelle il faisait peu d'attention, parce que, disait-il, il avait remarqué que toutes les fois que son testicule s'enflammait beaucoup, il perdait sa voix, qui revenait à mesure que l'engorgement disparaissait. Ce fait curieux me frappa d'autant plus que j'avais déjà recueilli une observation de ce genre à l'hôpital vénérien de Montpellier, et me porta à croire que cette perte de la voix était le résultat d'une réaction sympathique qui disparaîtrait en traitant l'affection du testicule.

Le malade, qui ne s'occupait en aucune manière de son aphonie, était inquiet et agité; son pouls donnait quatre-vingt-dix pulsations par minute, et une fièvre continuelle, jointe à d'autres symptômes inflammatoires intenses, me déterminèrent à lui pratiquer une large saignée, qui, avec un bain prolongé pendant deux heures, ramena le calme, auquel succéda un sommeil de trois heures. Le soir, à ma seconde visite, le pouls n'offrait plus que soixante-quinze pulsations; je prescrivis une potion calmante, un cataplasme de farine de graine de lin, arrosé de laudanum de Sydenham; pour boisson, une décoction de chenevis légèrement nitrée, le repos absolu, la diète, et enfin l'usage d'un suspensoir. Le lendemain, le malade se trouvait mieux, le testicule avait diminué d'un quart, et était beaucoup moins douloureux; je fis continuer encore cinq jours l'usage des anti-phlogistiques, puis je prescrivis mes dragées balsamiques de

copahu, qui furent prises sans répugnance (1).
Après trois jours de leur emploi, l'engorgement
avait beaucoup diminué. Je portai le nombre des
dragées à vingt-quatre en trois fois ; je continuai
leur usage à cette dose pendant trois autres jours;
enfin, en augmentant toutes les vingt-quatre
heures de trois dragées, je m'arrêtai au nombre
de trente-trois jusqu'à la fin du traitement. Au
bout de quinze jours, le testicule avait repris
son volume ordinaire, l'épididyme seul restait
engorgé et sensible. Je continuai l'usage des dragées à la dose de trente jusqu'au vingtième jour,
terme de la complète guérison. Mais je ne fis suspendre tout à fait l'emploi du médicament qu'a-
près l'avoir prescrit toujours en décroissant de
trois dragées par jour jusqu'à dix-huit, qui avait
été le point de départ. L'épididyme, qui depuis
plusieurs mois était le siége d'un engorgement
chronique, résultat d'un ancien écoulement sup-
primé, reprit son état normal, et cessa, ainsi que
le testicule, d'être le siége de douleurs. La voix

---

(1) J'ai publié un mémoire intitulé le *Copahu* sans odeur ni
saveur, administré sous la forme de dragées dans la blennorrhagie, la leucorrhée ou fleurs blanches, avec plusieurs observations. Paris, 1832.

du malade revenait à mesure que l'engorgement testiculaire diminuait. Aujourd'hui W....., qui jouit d'une parfaite santé, n'a plus été atteint d'aphonie et n'éprouve plus la moindre trace de l'affection ancienne pour laquelle je lui ai donné des soins.

Cette observation de testicule vénérien, traité avec succès par le copahu, jointe à celles déjà publiées par MM. *Ribes* et *Delpech*, prouvent, d'une part, la vertu spécifique de cette substance balsamique contre les blennorrhagies et les fluxions testiculaires, et de l'autre, la sympathie des organes génitaux avec ceux de la voix.

NEUVIÈME OBSERVATION.

La femme Vignet, porteuse d'eau, de Clermont en Auvergne, habitant Paris depuis cinq ans, rue de Bagneux, n° 14, d'une constitution pléthorique, ordinairement bien réglée et jouissant d'une bonne santé, fut atteinte, dans le mois de janvier 1834, d'une aphonie tellement complète qu'il lui était même impossible de parler à voix basse. Étant venu me consulter pour cette affection, l'examen des organes vocaux me présenta les symptômes suivans :

La membrane muqueuse de l'isthme du gosier était rouge et gonflée, les piliers et les amygdales étaient tellement tuméfiés qu'ils semblaient se confondre, la luette, qui était procidente et comme hypertrophiée, partageait également la tuméfaction et la rougeur des autres parties du pharynx ; la déglutition des alimens, surtout celle des liquides, était très douloureuse et presque impossible. Comme la malade était pressée de guérir, et était forcée de crier pour exercer sa profession ; elle me supplia d'employer les moyens les plus capables de lui rendre le plus promptement la voix et de la débarrasser de sa maladie. Je conseillai le traitement suivant : 1° Je pratiquai une saignée de quatre palettes, et je prescrivis deux lavemens de savon blanc, ainsi que plusieurs bains de pieds fortement sinapisés. La malade devait également se gargariser plusieurs fois dans la journée avec de l'eau d'orge miellée, édulcorée avec du sirop de mûres. Sous l'influence de ces moyens, la douleur s'était beaucoup amendée, mais l'aphonie persistait, et la voix aphonique seulement était émise avec plus de facilité. Pour activer le plus possible la guérison et pour répondre à la grande impatience de la femme Vignet, j'eus recours à l'emploi du gargarisme, selon la formule du docteur *Bennati* :

Eau d'orge,   10 onces.
Sirop de diacode,   une demi-once.
Sulfate d'alumine,   2 gros.

A près trois jours de l'usage de ce moyen et la continuation de ceux que j'ai déjà indiqués plus haut, la rougeur, le gonflement et la douleur étaient presque nuls ; la voix était déjà timbrée, quoique rauque, et la malade pouvait parler sans faire aucun effort ; enfin, dix jours de ce traitement complétèrent la guérison, et après ce temps, la voix et les organes vocaux avaient repris leur état normal.

DIXIÈME OBSERVATION.

Dysphonie causée par un prolongement de la luette. — Cautérisation. — Guérison.

M. Henrion, âgé de 25 ans, ancien choriste du théâtre de l'Odéon, actuellement professeur de chant, demeurant à Belleville, était venu me consulter pour une dysphonie qui consistait dans une grande difficulté d'émettre les notes du faucet. J'examinai les organes vocaux avec la plus grande attention, et n'ayant remarqué qu'un gonflement assez considérable de la luette, qui était également un peu plus procidente que de coutume, je pratiquai quatre cautérisations dans l'espace de vingt jours, et la dysphonie disparut avec le gonflement uvulaire.

ONZIÈME OBSERVATION.

Dysphonie ayant pour cause l'hypertrophie des amygdales.—
Cautérisation. — Guérison.

M. B...., élève de M. Choron, éprouvait une grande difficulté pour prendre les notes hautes, quoique sa voix fût du genre de celle qu'on désigne sous le nom de tenor. Après avoir consulté M. *Bennati*, qui lui ordonna des gargarismes astringens et des bains de pieds avec addition d'une demi-once d'acide hydrochlorique, il vint me trouver, n'ayant obtenu que peu d'amélioration. J'examinai attentivement les organes de M. B...., et je les trouvai dans l'état le plus parfait, si ce n'est qu'en essayant de faire chanter une note aiguë, je remarquai que les amygdales étaient un peu gonflées. Pensant que la dysphonie pouvait avoir cette cause, je proposai la cautérisation des amygdales, qui fut acceptée, et que je pratiquai cinq ou six fois au moyen de mon *amygdalocauste* dont les petites éponges étaient imbues d'une solution concentrée de nitrate d'argent. La voix de M. B...., qui depuis un an ne pouvait aller au delà du *fa* sur la quatrième ligne, s'étendait parfaitement jusqu'à l'*ut* aigu et même jusqu'à l'*ut* dièze, qui ne pouvait être pris avant le temps où la dysphonie s'est manifestée.

DOUZIÈME OBSERVATION.

Dysphonie et affaiblissement de l'audition résultant d'un gonflement des amygdales. — Cautérisation et excision des tonsilles. — Guérison.

M. le marquis d'H..., des environs de Rouen, âgé de 35 ans, atteint de surdité incomplète, accompagnée d'un bourdonnement incommode des oreilles, vint à Paris consulter M. Itard. Ce célèbre praticien prescrivit un régime et un traitement qui consistait dans des saignées locales et générales, des ventouses scarifiées, des dérivatifs de tout les genres, enfin tous les autres moyens les plus généralement employés dans une semblable circonstance. Le traitement de la surdité n'ayant pas été couronné d'un succès complet, M. le marquis de H.... vint me consulter pour l'altération de sa voix. Ayant examiné attentivement les organes vocaux qui ne présentaient aucune lésion apparente, je remarquai cependant que les amygdales étaient tuméfiées, surtout la gauche; alors jugeant que cette tuméfaction chronique pouvait bien être la cause non seulement de la dysphonie, mais encore de la dureté d'oreille et du bourdonnement continuel qui l'accompagnait, je fis part de cette idée à M. le marquis de H...., qui me dit que déjà M. Itard et un autre médecin lui avaient émis la même opinion. Il ajouta que quoiqu'il se fût d'abord refusé à l'excision des amygdales, il y consentirait si je voulais la pratiquer. Avant d'entreprendre cette opération, je fis plusieurs cautérisations dans l'espoir d'éviter l'excision et de conserver les tonsilles en les ramenant ainsi comme je l'avais déjà fait souvent à leur état normal; mais le résultat n'étant pas aussi heureux que je le pensais, et d'un autre côté M. de H...,

Impatient de partir, me priant instamment de l'opérer, je fis l'excision des deux amygdales dans la même séance, et après vingt jours de soins consécutifs, la voix et l'ouïe étaient revenus aussi parfaits qu'avant la maladie qui avait été causée par un refroidissement et une journée passée pendant une pluie froide à une revue de la garde nationale dont M. de H.... était commandant.

TREIZIÈME OBSERVATION.

Aphonie ayant pour cause une atonie des organes vocaux. — Gargarismes astringens. — Guérison.

Madame Desgallières, âgée de 31 ans, demeurant à Paris, rue Saint-Denis, était affectée depuis plus de six mois d'une disphonie qui avait commencé par un enrouement qui se manifestait et disparaissait alternativement sans cause appréciable. Cependant elle avait remarqué que sa difficulté d'émettre les sons vocaux semblait augmenter, surtout le soir lorsqu'elle avait été obligée de parler beaucoup dans la journée pour vaquer à ses affaires commerciales de merceries. Son médecin, M. Bertrand, qu'elle avait d'abord consulté, lui pratiqua une saignée au bras et lui conseilla plus tard une application de sangsues au cou ; mais ces moyens qui avaient été également prescrits par un autre médecin, sans avoir été mis alors en pratique, n'eurent pas le résultat qu'on en attendait, et depuis cette époque la disphonie était telle que madame Desgallières ne pouvait le plus souvent parler qu'aphoniquement.

C'est dans cet état, après s'être purgée et s'être fait appliquer un vésicatoire à la nuque depuis un mois, que la dame qui fait le sujet de cette observation vint me consulter. Ayant examiné la cavité bucco-pharyngienne, la teinte pâle de la membrane muqueuse qui tapisse le gosier et la difficulté bien manifeste des mouvemens des muscles constricteurs supérieurs du pharynx des staphylins et même de la langue, me firent penser avec raison que l'altération vocale que j'avais à combattre avait pour cause une atonie des organes modificateurs de la voix. Je conseillai l'emploi du gargarisme astringent avec le

sulfate d'alumine, selon la formule que j'ai donnée en parlant des gargarismes, et je n'eus besoin
que de porter graduellement à trois gros la dose de
ce sel, pour obtenir une guérison parfaite que
j'activai encore par des frictions faites trois fois
par jour sur les faces antérieures et latérales du
cou ; le liniment que je prescrivis était composé
d'après la formule suivante :

Baume de *Fioraventi*,	2	onces,
Alcool camphré,	2	onces,
Ammoniaque liquide,	2	gros,
Extrait de belladone,	10	grains,

faites selon l'art. Un liniment pour frictions,
comme il a été indiqué.

———

QUATORZIÈME OBSERVATION.

Aphonie complète, ayant pour cause l'usage trop fréquent des liqueurs alcooliques. — Gargarisme, purgatifs, dérivatifs, saignées locales, etc. — Insuccès.

M. D.., marchand de liqueurs et de vins fins, était atteint depuis cinq ans d'une aphonie complète, qui avait commencé par un enrouement, auquel l'extinction de la voix avait succédé, à la suite d'un excès de boisson. M. D..., sans faire d'habitude aucun excès de ce genre, était obligé de boire ou plutôt de goûter souvent les liqueurs, et les vins qu'il vendait ou qu'il achetait; l'usage fréquent de ces boissons alcooliques, qu'il gardait ordinairement long-temps dans la bouche, pour les mieux *déguster*, était à ne pas en douter, la cause de son aphonie. Pour combattre cette affection, j'ai employé les sangsues au cou, les moxas, la pommade stibiée en frictions, les vésicatoires, les gargarismés astringens. Tous ces moyens n'ont procuré aucun changement dans l'aphonie et n'ont été suivis d'aucun résultat avantageux.

Si je publie ici cette observation, c'est moins pour constater un des succès qui malheureusement sont toujours trop fréquens, dans la pratique médicale que pour montrer que si les aphonies résultant de l'usage immodéré des boissons alcooliques, sont souvent faciles à guérir, lorsqu'elles sont récentes et qu'elles ont succédé subitement à l'ivresse, il n'en n'est pas de même lorsqu'elles sont anciennes et qu'elles se sont progressivement développées sous l'influence de l'usage fréquent et prolongé des liqueurs fortes ; dans ce cas, elles m'ont paru constamment incurables, car elles ont toujours résisté à tous les moyens que j'ai pu leur opposer.

QUINZIÈME OBSERVATION.

Disphonie nerveuse produite par un état convulsif du larynx et des membranes supérieures.—Moxas.—Infusion de valériane. —Pilules de Méglin. —Guérison.

Dans le mois de mars 1834, je fus appelé, barrière Mont-Parnasse, n. 23 chez un ouvrier marbrier, nommé Pierre *l'Heureux*, pour donner des soins à une jeune fille de neuf ans, qui était affectée d'une disphonie nerveuse avec convulsions des membres supérieurs, de la tète, du cou, des muscles de la face, etc. Les membres inférieurs ne semblaient pas partager ce désordre; la cuisse droite cependant exécutait quelques petits mouvemens désordonnés, en même temps que les parties supérieures. Lorsque je fus appelé, la maladie ne remontait qu'à quarante-huit heures, et la petite malade avait d'abord été vue par un autre médecin qui avait prescrit une potion calmante, dix sangsues au cou, et un bain de pied sinapisé; mais tous ces moyens non seulement n'avaient pas produit une amélioration, mais au dire des

parens, avaient augmenté le mal. La dysphonie
était surtout le symptôme qui s'était aggravé au
point que la parole de cette petite fille était inintelligible, et que sa voix ressemblait moins à la
voix humaine qu'à l'aboiement d'un chien.

Les parens me dirent que cet enfant, d'ailleurs
d'une constitution grèle et d'un tempérament
lymphatique, était très sujette aux convulsions,
et que c'était à la suite d'une attaque de convulsions suivie de vomissemens que le mal s'était dé-
claré et que sa voix avait changé.

En observant les mouvemens du larynx, on
voyait que cet organe parcourait brusquement
l'espace d'un pouce, la moitié en montant et la
moitié en descendant, et ces mouvemens se faisaient
avec une telle rapidité que l'œil ne pouvait en
quelque sorte les suivre. Il résultait de cette action alternative d'ascension et d'abaissement que
l'ouverture de la glotte se trouvait rapidement
agrandie et rétrécie, et que cette irrégularité de
contraction et de relâchement des muscles, cons-
tituait un spasme qui non seulement rendait
les sons vocaux articulés impossibles, mais qui
encore s'irradiait en même temps sur les muscles
du cou et des bras.

Ayant observé l'année dernière à l'Hôtel-Dieu,

24

un cas à peu près semblable à celui-ci, je crus
devoir employer le même traitement, qui consistait dans des infusions de valériane et l'usage des
pilules de *Méglin*. L'effet de ces moyens ne
fut pas aussi prompt que dans le cas observé à
l'Hôtel-Dieu, que j'ai rapporté page 275; cependant, d'après le conseil de l'illustre chirurgien
en chef de l'armée d'Égypte, M. le baron *Larrey*,
j'appliquai des moxas le long de la colonne ver-
tébrale, surtout à la région cervicale, et en moins
de huit jours de l'emploi simultané des agens
thérapeutiques internes et externes que je viens
de citer, la guérison fut complète; depuis cette
époque elle ne s'est pas démentie.

Je profite de cette circonstance pour adresser
ici l'expression de ma vive gratitude à M. le baron
Larrey, pour les excellens conseils qu'il a bien
voulu me donner, et surtout pour la bonté avec
laquelle il a daigné me faire observer un cas de ce
genre, sur la fille du concierge de la lingerie des
Invalides, qu'il a parfaitement guérie, principalement par l'emploi des moxas.

SEIZIÈME OBSERVATION.

Aphonie résultant d'une modification particulière des organes vocaux. — Gargarismes astringens. — Guérison.

Madame *Collignon*, demeurant à Paris, rue du Cherche-Midi, n. 86, enceinte de quatre mois, me fit appeler pendant le mois de janvier 1834, pour une aphonie complète qu'elle avait depuis quelque temps, et qu'elle me dit avoir débuté par un enrouement survenu sans cause connue. Pensant que cette aphonie était un résultat sympathique de la grossesse, j'engageai madame Collignon à attendre jusque après son accouchement, et lui dis qu'à cette époque son extinction de voix disparaîtrait. Quoique cette dame eût confiance en moi, elle employa cependant à mon insu une foule de moyens que plusieurs personnes étrangères à la médecine lui avaient indiqués; mais comme elle n'en obtint aucun résultat, elle attendit l'époque de sa délivrance; le 22 mai 1834, elle me fit appeler pour l'accoucher. Son accouchement fut pénible; je fus même obligé de faire la version

de l'enfant qui était du sexe masculin; après la
délivrance tout se passa comme de coutume; mais
après quinze jours, la voix contre mes prévisions,
n'avait pas reparu et l'aphonie persistait à peu
près au même degré, j'examinai alors les organes
modificateurs des sons; la membrane muqueuse
était pâle et les muscles du pharynx se contractaient avec peine, mais ne présentaient aucune
trace d'inflammation. Je conclus que mon premier diagnostic n'avait pas été faux, mais que si
d'abord l'aphonie avait eu pour cause un effet
sympathique de la grossesse, les muscles des organes vocaux qui avaient en quelque sorte perdu
depuis long-temps l'habitude de se contracter,
avaient besoin d'être modifiés et aidés par des gargarismes astringens, dont l'usage continué quelques jours et l'emploi de deux laxatifs avec de
l'eau de Sedlitz, ont ramené bientôt la voix à son
timbre naturel. Aujourd'hui, 28 juin, madame
Collignon ne s'aperçoit plus de son ancienne altération vocale.

On voit, d'après cette observation et plusieurs
autres que je viens de rapporter, que les gargarismes minéraux, principalement ceux de sulfate
d'alumine, ont en quelque sorte une action spécifique dans la plupart des aphonies causées par

une modification particulière ou un changement physiologique de la muqueuse laryngo-pharyngienne. Je ne chercherai pas à expliquer ici leur mode d'action, je me contenterai de dire qu'il est sans doute le même que celui de la plupart des astringens employés dans les inflammations du canal de l'urètre, du vagin, de la pituitaire, de la conjonctive, etc., etc. Le point important en médecine, selon moi, est moins de savoir comment les médicamens agissent, que de constater leur efficacité dans le traitement des maladies ; s'il fallait donner une explication, on conçoit que je pourrais le faire facilement ; mais cette explication ne serait probablement pas meilleure que celle que quelques médecins ont essayé de donner sur l'action du mercure, de l'opium, du quinquina, du soufre, etc., dans le traitement de certaines maladies. Je crois qu'il est plus sage de garder le silence à cet égard, et de dire comme les médecins empiriques : *Ce médicament est bon parce qu'il guérit*, sans chercher à expliquer pourquoi il guérit. Le point le plus difficile de faire usage des gargarismes astringens dans le taitement des affections vocales, et de connaître non seulement les circonstances, mais encore de bien apprécier le moment où l'on doit les employer. Il est impossible

de fixer des règles certaines à cet égard , et je dois
ledire, ce n'est que par une longue expérience
et dans la plupart des cas , en tâtonnant avec prudence et discernement qu'on arrive à des résultats favorables.

Je pourrais citer encore un grand nombre d'observations , parmi lesquelles, je dois l'avouer, il y
a quelques insuccès ; cependant la plus grande
partie des altérations vocales que j'ai traitées ,
ont eu pour résultat une guérison complète, ou
au moins une grande amélioration. Si je ne publie
pas toutes ces observations, c'est qu'elles m'ont
paru, soit offrir moins d'intérêt que celles que j'ai
fait connaître, soit avoir pour la plupart trop de
ressemblance entre elles, pour qu'il soit utile de
les rapporter ; d'ailleurs j'aurais craint de paraître
trop long et fastidieux à mes lecteurs, en m'étendant davantage à cet égard.

Je suis loin d'avoir la sotte prétention d'être
à l'abri de la critique ; tous ceux qui écrivent y
sont exposés ; peut-être aussi sera-t-on indulgent.
Je l'espère, lorsque je pense que si j'ai avancé
quelques idées nouvelles, elles sont pour la plupart soutenues par des faits que je peux prouver
ou renouveler. Se prononcer trop vite pour ou
contre cet ouvrage, sans avoir expérimenté les

faits qui s'y trouvent, c'est s'exposer à être dé-
menti plus tard par l'expérience et prouver
qu'on ignore cette sentence de *Baglivi* :

« In medicinâ majorem vim facit experientia quam ratio »

Ici se termine ce que j'avais à dire sur les lésions
des organes vocaux ; trop heureux si mes recherches obtiennent l'approbation des médecins,
et si les succès que j'ai obtenus les engagent à
employer les moyens que je conseille et à me
fournir ensuite de nouvelles observations; je
remercie d'avance ceux qui voudront bien me
communiquer celles qu'ils auront faites sans
prévention, et les prie de croire que dans ce cas
je les accueillerai toutes avec empressement et gratitude. Puissent mes intentions être bien jugées,
et mes travaux obtenir les suffrages de mes lecteurs : *Quæso vèniam, non laudem !*

EXPLICATION

DES PLANCHES.

——

Les instrumens qui sont représentés dans les deux planches, ont été dessinés d'après nature et de grandeur naturelle, par madame *Colombat, de l'Isère.*

PLANCHE PREMIÈRE.

Fig. 1. — *Stomascope* ou *speculum oris*, pour faciliter l'examen de la bouche et du pharynx et la pratique de certaines opérations.

Fig. 2. — *Staphylocauste* en argent, pour pratiquer la cautérisation de la luette. Cet instrument est terminé à son extrémité buccale, par deux espèces de cuvettes dans lesquelles sont fixés avec des fils, deux petites éponges imbibées d'une solution concentrée de nitrate d'argent; les éponges qui doivent être égouttées de manière à ne pas laisser craindre que la solution caustique n'attaque les portes voisines, peuvent être rapprochées ou éloignées l'une de l'autre au moyen des anneaux qui sont à l'autre extrémité de l'instrument.

Fig. 3. — *Staphyloceps*, ou pince pour saisir la luette lorsqu'on veut en faire l'excision. — Cet instrument est terminé à son extrémité buccale par deux petites tiges dentelées qui se rapprochent pour saisir l'uvule au moyen des anneaux qui agissent comme ceux du *staphylocauste* représenté par la figure deuxième.

Fig. 4. — *Staphylotome*, ou ciseau à ressort et à lames en forme de croissant, pour faire l'excision de la luette, lorsqu'elle a été saisie par la pince représentée par la figure troisième. La forme des lames empêche que l'organe ne glisse et ne fuie quand on en fait la section.

Fig. 5. — *Amygdaloceps*, ou pince pour saisir les amygdales, lorsqu'on veut en faire l'excision; les branches terminées par des crochets, se rapprochent en poussant comme un piston la tige au bout de laquelle est un anneau. Cet instrument a l'avantage de saisir facilement les amygdales, de ne pas masquer l'ouverture de la bouche et d'être d'une application commode.

Fig. 6. — *Amygdalocauste* ou *porte-caustique*

pour cautériser, les amygdales. Cet instrument, qui a la forme de la lettre Z , est terminé par une petite éponge imbibée d'une solution de nitrate d'argent, et cousue à un petit porte caustique d'argent qui est mobile et qui peut prendre par conséquent la direction qu'exige la situation particulière des parties. En se servant de ce porte-caustique, l'opération est toujours facile, et l'on peut agir sur toutes les faces des glandes tonsillaires qui sont toujours visibles, puisque la main qui tient le manche se trouve de côté, et ne masque jamais l'ouverture de la bouche.

Fig. 7. — *Couteau amygdalotome* pour la ré-section de l'amygdale gauche ; avec cet instrument on n'a pas à craindre de blesser la langue ou le voile du palais ; on peut faire la section de haut en bas ou de bas en haut , sans avoir jamais be-soin comme avec les autres bistouris de faire la moitié de la section dans un sens, et l'autre moi-tié du côté opposé. La lame qui est boutonnée est courbée sur son plat et coupe dans sa concavité.

Fig. 8. — Représentant la *lame* du même ins-trument pour l'excision de l'amygdale droite.

PLANCHE DEUXIÈME.

Fig. 9. — *Pince porte-aiguille*, pour la staphyloraphie, d'une application beaucoup plus facile que celle des autres employées dans cette nouvelle opération.

Fig. 10. — *Aiguille de la même pince*, vue sur son plat.

Fig. 11. — *Pince* pour saisir les bords de la division palatine, soit avant de placer les ligatures, soit avant de raviver les parties qui doivent être rapprochées.

Fig. 12. — *Ciseau coupant d'arrière en avant* pour raviver dans quelques cas les bords de la division du palais, surtout auprès des os palatins.

Fig. 13. — *Ciseau coupant de bas en haut* pour raviver les bords de la luette et du voile du palais; ces ciseaux sont les plus commodes et surtout ceux dónt l'application est la plus fréquente.

Fig. 14. — *Même ciseau*, à branche droite.

Fig. 15. — *Canule* d'argent vue de face, pour la trachéotomie dans l'angine aiguë pseudo-membraneuse.

Fig. 16.—Le même instrument représenté de profil.

Fig. 17.—*Abaisse-langue* de corne et à manche d'ébène. Cet instrument est utile pour l'exploration simple du gosier, mais il ne fixe pas et ne tient pas les mâchoires écartées, comme le *stomascope* représenté par la figure première.

Tous ces instrumens se trouvent chez M. Charrière, et ont été exécutés avec l'habileté et l'exactitude qui caractérisent ce mécanicien distingué, surtout dans la fabrication des instrumens de chirurgie.

AUTRES INSTRUMENS

DE CHIRURGIE

Imaginés par M. Colombat, de l'Isère, et présentés à
l'Académie de médecine.

ACCOUCHEMENT.

Forceps pelvimètre et céphalomètre, plus por-
tatif et dont les branches s'articulent plus facilement.

Tire-tête, qui a l'avantage d'être placé et retiré
sans difficulté.

AUSCULTATION MÉDIATE.

Stétoscope plus portatifs, à tubes rentrans.

BÉGAIEMENT.

Refoule-langue de différens genres.

OPÉRATION DANS LA BOUCHE ET LES ORGANES VOCAUX.

Clé pour extraire les dents sans démonter les
crochets. Cet instrument est d'une application
plus facile et moins douloureuse.

Denticeps pour extraire les fortes molaires.

Davier à ressort pour les incisives.

Ciseau ostéotome à double levier pour l'extirpation de l'os maxillaire supérieur, et la résection
des côtés.

AMPUTATION.

Compresseur qui peut s'appliquer sur les artè-res fémorales, inguinales, brachiales, axillaires, etc., sans le secours d'aides intelligens.

Artériodome ou *pince porte-nœud* pour lier seul les artères rétractées dans les chairs, ou logées profondément dans un espace étroit.

CATHÉTÉRISME.

Sonde d'homme pour éviter les fausses routes.

TAILLE ET LITHOTRITIE.

Cystotome à quatre lames, pour pratiquer la cystotomie sous-pubienne quadrilatérale, bila-térale et latéralisée; cet instrument peu compli-qué réunit tous les lithotomes en un seul.

Litholabe pour retirer les calculs de la vessie dans l'opération de la taille.

Kiotome ou coupe-bride.

Syphon à mèche pour faciliter l'écoulement des urines après la taille hypogastrique.

Krise-pierre par écrasement ou lithotriteur à chaîne.

Sonde pour extraire les calculs engagés dans l'urètre.

FISTULES.

Sonde à lame cachée pour opérer les fistules à l'anus.

Aiguille en spirale pour les fistules recto-vésicales et vésico-vaginales.

HERNIES.

Bistouri caché pour opérer les hernies étranglées.

Bandage ombilical qui comprime à volonté et localement.

Idem pour les seins squirrheux.

Idem pour contenir les hernies inguinales et crurales.

OPÉRATION SUR LA MATRICE ET LE VAGIN.

Speculum uteri brisé.

Hytéroscope ou miroir concave pour examiner le col utérin.

Hystérotome pour l'amputation du col de la matrice.

Utéroceps ou érigne à quatre branches pour abaisser l'utérus.

Sonde à crochets pour l'extirpation complète de la matrice.

Pince porte-nœud pour la ligature des polypes du même organe.

Lame en faux pour exciser les végétations siégeant sur le col de la matrice.

Pince pour la ligature des artères utérines.

Compresseur pour arrêter les hémorrhagies utérines.

Porte-sangsues pour faire des applications sur le col utérin, dans le vagin, au périnée, à l'anus, dans la bouche, etc.

TABLE DES MATIÈRES.

d'*Aristote*, de *Gallien*, de *Fabrice d'Aquapendente*, de *Casserius*, de *Dodart*, de *Ferrein*, de *Bichat*, de MM. *Richerand*, *Cuvier*, *Dutrochet*, *Magendie*, *Biot*, *Savard*, *Despinay*; première opinion de l'auteur. — Critique de toutes les opinions anciennes, et modernes. — Observation d'une anomalie vocale sur un chanteur du théâtre Italien. — Opinion de l'auteur sur le mécanisme de la voix parlée et du chant dans les notes graves et du premier registre.

— *Du faucet ou voix pharyngienne.* 75

La glotte n'est pas le seul organe générateur des sons. —Mécanisme des sons du faucet. — Organes qui y participent. —Expérience de M. Deleau.—Étymologie du mot *faucet*.—Théorie de M. Bennati.—Conformation particulière des organes vocaux chez les basses et les sopranis.—Maladies plus particulières à chaque genre de chanteurs.—Pourquoi l'exercice du chant fatigue plus que celui de la parole. — Désordres physiologiques qui résultent du chant. — Quel est le but le plus naturel du chant. — Avantages hygiéniques qu'on peut retirer de son exercice. — Ses effets sur le système nerveux et sur les maladies nerveuses.—Ses effets prophylactiques dans les maladies épidémiques. — Les chanteurs et les musiciens sont moins exposés aux épidémies.—Honneurs rendus au chant chez les anciens, particulièrement chez les Grecs. — Le chant fait plaisir à tous les hommes. — Uni à la musique, il fait l'ornement de nos grandes réunions et de nos théâtres. —Il élève l'ame des hommes vers Dieu. — Il inspire de grandes actions et la vertu.—Il excite le courage et toutes les passions. —

FIN. ——

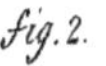

Planche première.
Fig.2. 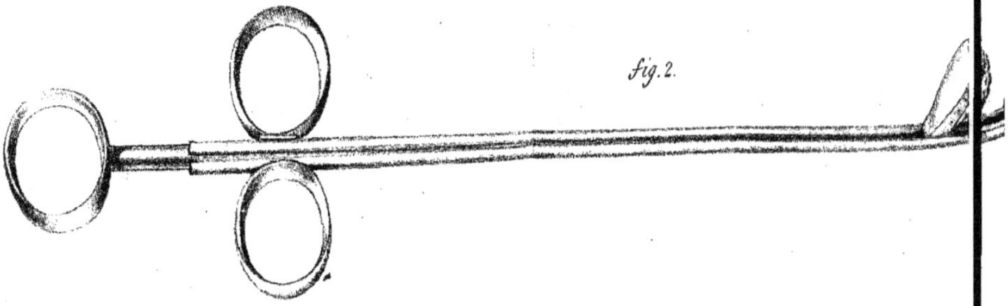
Fig.3.
Fig.1.
Fig.4. 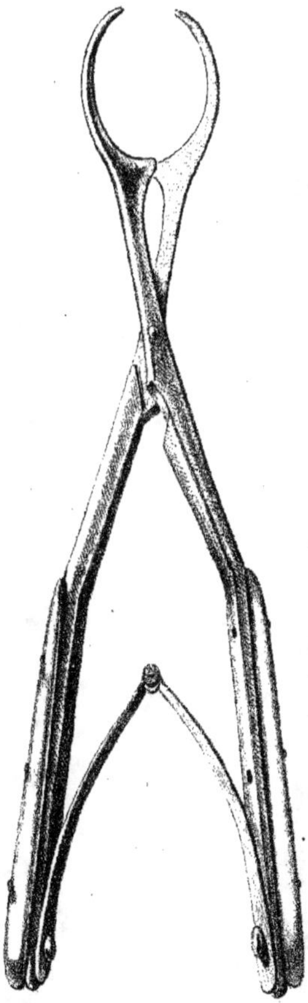
Lith. de Benard.

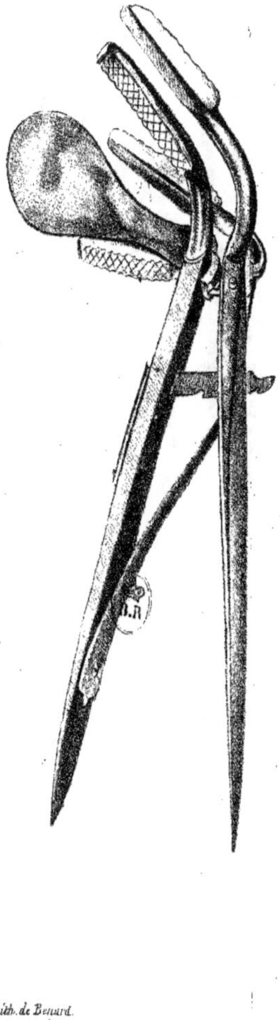

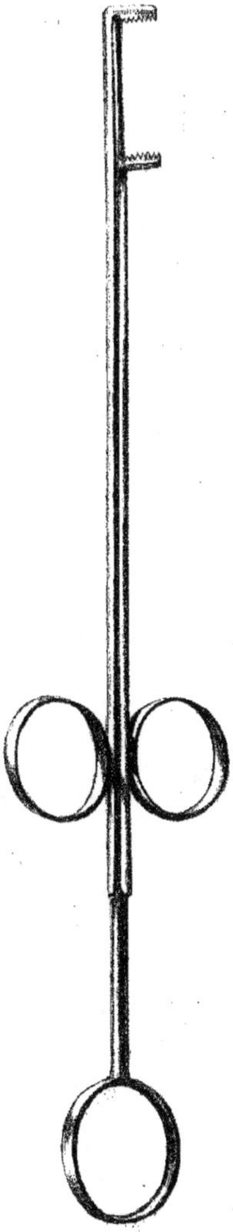

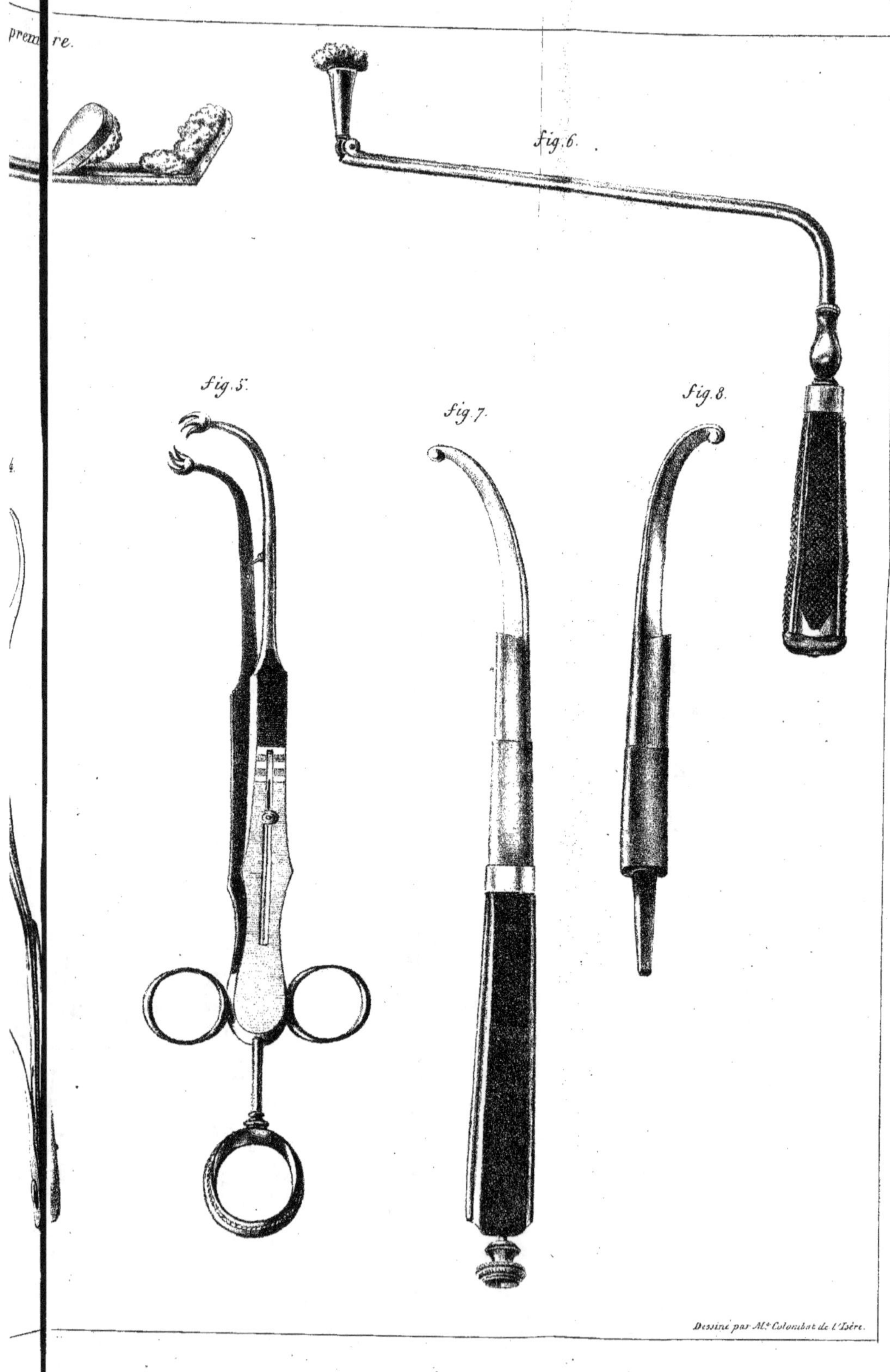

premiere.
Fig. 6.
Fig. 5.
Fig. 7.
Fig. 8.
Dessiné par M.r Colombat de l'Isère.

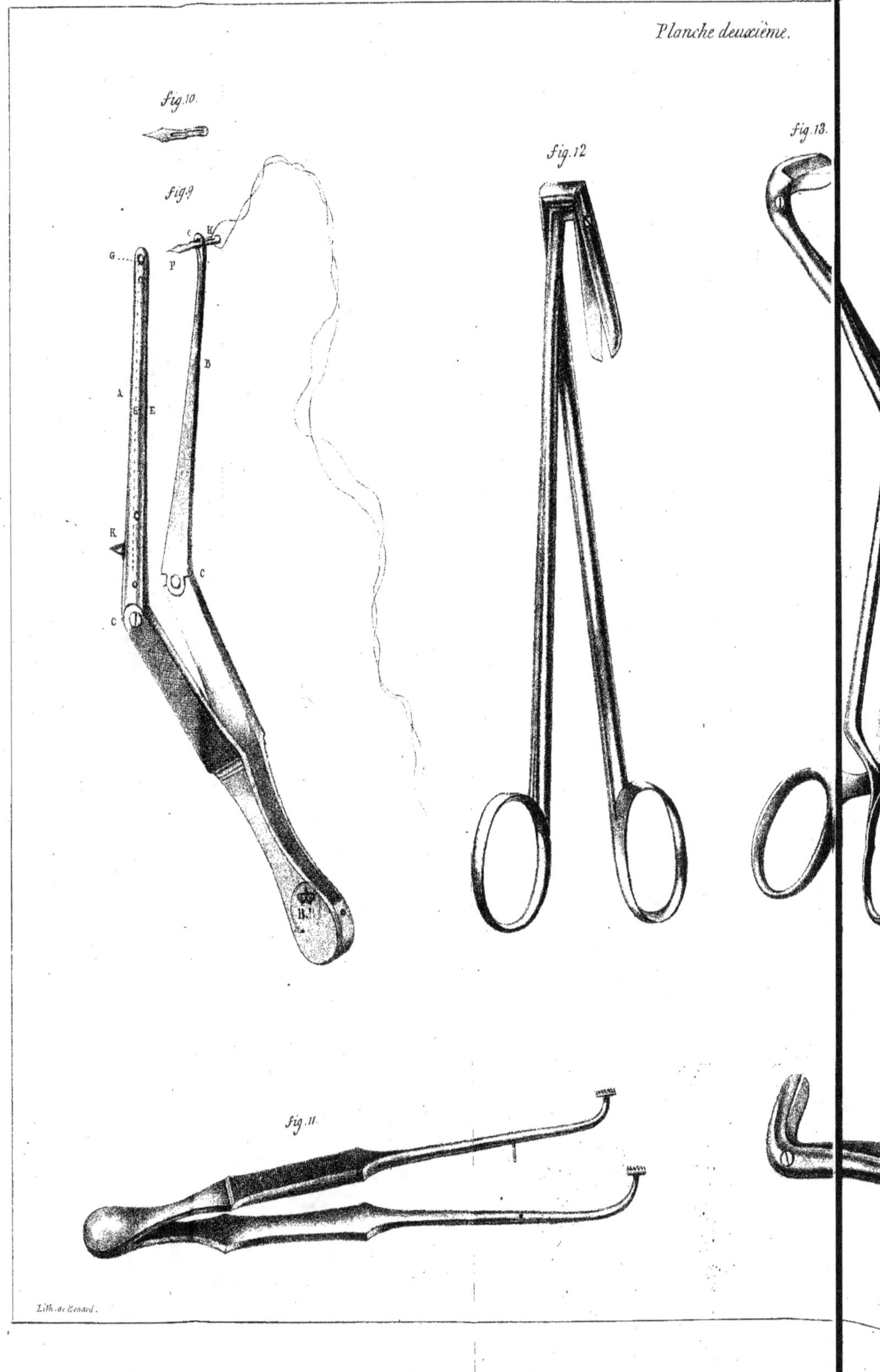

fig. 10.
fig. 9.
fig. 12.
fig. 13.
fig. 11.
G
A
E
K
C
C
B
P
Lith. de Lenard.

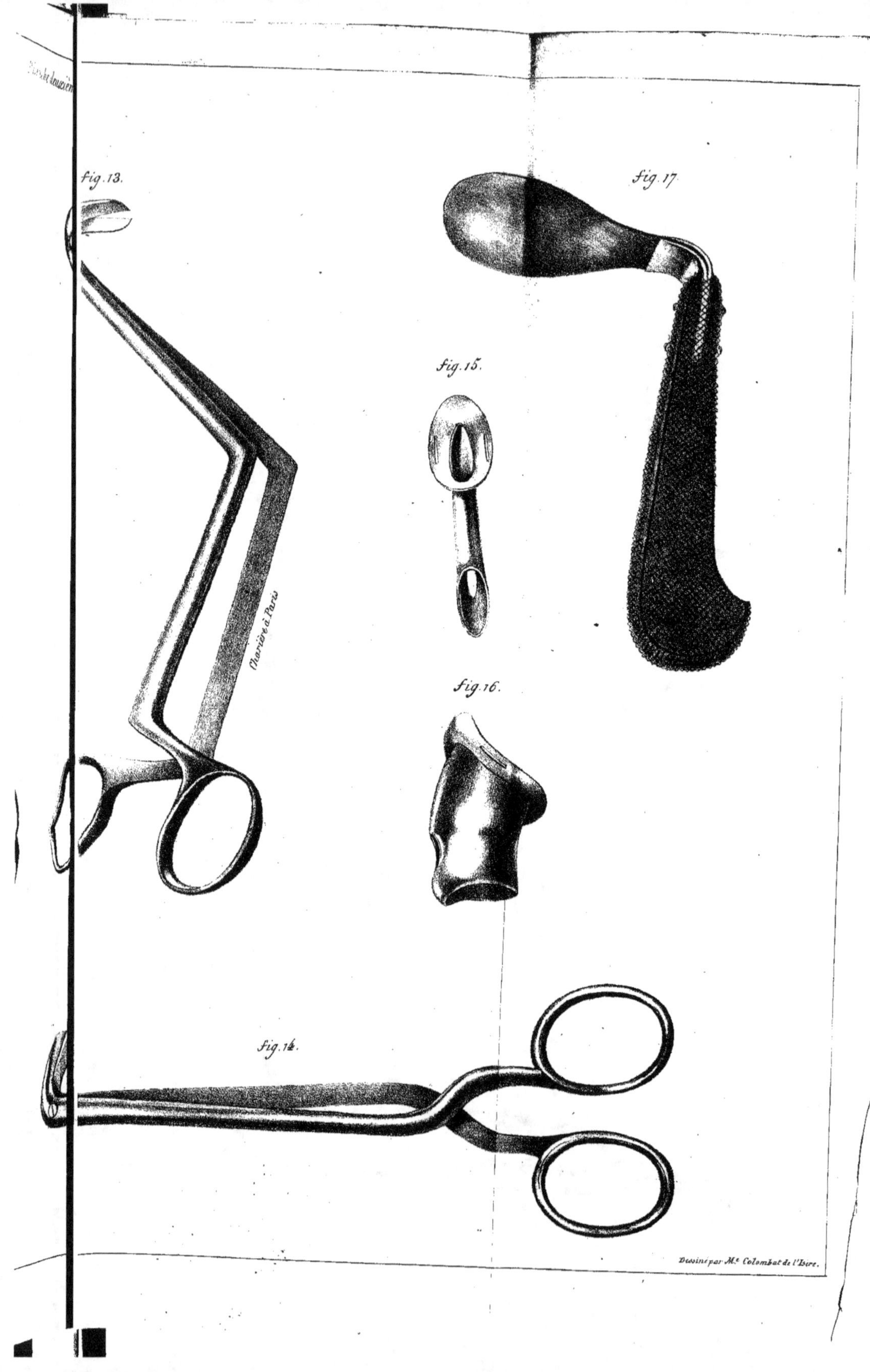

Planche douzième.
fig. 13.
fig. 17.
fig. 15.
Charrière à Paris
fig. 16.
fig. 14.
Dessiné par M. Colombat de l'Isère.

MALADIES ET HYGIÈNE

DES ORGANES

DE LA VOIX.

Impr. de Pommeret et Moreau, quai des Augustins, 17.

TRAITÉ

DES MALADIES ET DE L'HYGIÈNE

DES ORGANES

DE LA VOIX

PAR

COLOMBAT (DE L'ISÈRE),

Chevalier de la Légion-d'Honneur ;
Docteur en médecine et fondateur de l'Institut orthophonique de Paris, pour le
traitement de tous les vices de la parole et les maladies de la voix ;
lauréat de l'Académie des Sciences, vice-président de la classe des Sciences physiques ;
de l'Institut historique de France ;
membre de la Société anatomique de Paris, de celle des Sciences de Strasbourg,
du cercle chirurgical de Montpellier, de la Société médico-chirurgicale de Lyon, etc., etc.

AVEC PLANCHES.

Morbos non eloquentia, sed remediis curari.
A. Corn. Celsi, *de Medic.*, lib. I.

Seconde Édition.

A PARIS,

CHEZ MANSUT FILS, LIBRAIRE-ÉDITEUR,

Rue des Mathurins-Saint-Jacques, 17.

1838.

1850